诗青诗译
中医古籍丛书

诗香 经典

《难经》
《神农本草经》

刘纪青◎编著

中国中医药出版社
·北京·

图书在版编目（CIP）数据

诗香经典.《难经》《神农本草经》/ 刘纪青编著 . —北京：
中国中医药出版社，2023.4

（诗青诗译中医古籍丛书）
ISBN 978-7-5132-7844-7

Ⅰ.①诗…　Ⅱ.①刘…　Ⅲ.①中医学—基本知识
②《难经》③《神农本草经》　Ⅳ.① R2　② R221.9　③ R281.2

中国版本图书馆 CIP 数据核字（2022）第 192193 号

中国中医药出版社出版

北京经济技术开发区科创十三街 31 号院二区 8 号楼
邮政编码　100176
传真　010-64405721
河北品睿印刷有限公司印刷
各地新华书店经销

开本 710×1000　1/16　印张 13.25　字数 209 千字
2023 年 4 月第 1 版　2023 年 4 月第 1 次印刷
书号　ISBN 978-7-5132-7844-7

定价　49.00 元
网址　www.cptcm.com

服 务 热 线　010-64405510
购 书 热 线　010-89535836
维 权 打 假　010-64405753

微信服务号　zgzyycbs
微商城网址　https://kdt.im/LIdUGr
官 方 微 博　http://e.weibo.com/cptcm
天猫旗舰店网址　https://zgzyycbs.tmall.com

刘良院士题词

　　纪青教授长期致力于"中医药与诗词相结合"的研究，始终以"传承精华，守正创新"为己任。"诗青诗译中医古籍丛书"是他的又一套巨著。他用诗词歌赋的形式翻译的中医经典著作，通俗易懂、朗朗上口，不仅能激发人们学习中医经典的兴趣，又能提高人们诵读中医经典的效率。

　　此套丛书必将对中医药文化的传播产生深远的影响！

中国工程院院士　刘　良

2022年11月30日

谷　序

中医药学是打开中华文明宝库的钥匙。我们如何贯彻落实习近平总书记对中医药的重要论述？如何把中医药放在中华文明传承发展的历史长河中来审视？如何更有效传承中医药的文化价值？这些都是值得思考的问题。

中医经典《黄帝内经》《伤寒杂病论》《难经》《神农本草经》等著作，既是中医药文化的精髓，也是中医药守正创新的重要内容。诵读经典著作是传承精华的必由之路，只有诵读经典著作才能领悟到古代先贤的用意，才能强化人们在防治疾病实践中的应用。

北京中医药大学作为中医药的首善学府，始终坚持"立德树人，文化为本"，始终坚持"传承精华，守正创新"，始终以传播中医药文化作为自己的历史使命。

本人从事中医药高等教育工作三十余年，深切感受到诵读中医经典著作之艰辛与重要。怎样让学生从"诵读"到"悦读"？一直是每一个中医药教育工作者所面临的难题。

近日，北京中医药大学知名校友刘纪青，送来他按照中医经典著作创作的诗文丛书，我认真诵读了其中部分章节，顿觉不落窠臼，别开生面。

例如《黄帝内经》里有一段原文，"昔在黄帝，生而神灵，弱而能言，幼而徇养，长而敦敏，成而登天。"纪青校友将之译为如下诗文："黄帝生来便聪明，幼时善谈会领情，长大勤勉又敦厚，天子之位时年成。"化繁为简，朗朗上口，诵读起来毫不费力。其中功力，自不待言。

纪青校友曾在北京中医药大学中药专业就读，学习期间，他在医药圆融的教育氛围中学业精进，并培养了广泛的兴趣爱好，毕业后被分配到深圳市中医院工作。多年来，他一直利用业余时间致力于"中医药与诗词相结合"的研究，并陆续有中医药诗集和歌曲出版发行。他勤奋坚毅、热情执着的精神，常常令我钦佩不已。

这套诗文丛书共分四册，《诗香经典：〈黄帝内经·素问〉》《诗香经典：〈黄帝内经·灵枢〉》《诗香经典：〈伤寒杂病论〉》《诗香经典：〈难经〉〈神农本草经〉》，洋洋洒洒，蔚为大观。中医药与诗词相结合的形式，不仅丰富了中医药文化内涵，而且提高了诵读中医经典著作的效率，将会更有效地传承中医药的文化价值。

让我们在全新的语境中，一边品味中华诗词的芳香，一边领略中医药文化的奥妙。

正值本著作付梓之际，寥寥数语，爰以为序！

教育部中医学类教学指导委员会主任委员

中华中医药学会感染分会主任委员　　　　　谷晓红

北京中医药大学党委书记

2022年12月23日于北京

王 序

"诗青诗译中医古籍丛书之诗香经典"即将付梓。可喜
可贺！

伟哉华夏，镶以岐黄，亘古未绝，惟我益彰。

中国文化，源远流长；博大精深，闲寂幽扬；

知行合一，表里阴阳，文明血脉，千年流淌。

文者圣说，化者育明。祖国医学，文化支撑；

尤重临床，论治辨证；儒释道哲，富含其中；

道德意识，实践行动。儒学归知，释道则行。

守正创新，精华传承；古文深奥，寓意难懂；

探赜索隐，必由路径。医药大家，诗人纪青；

踔厉奋发，勇毅前行；燃烛继暑，日夜兼程；

训诂释义，字句析清；诗香经典，浑然天成。

先贤用意，词少译明；古语奇崛，朗朗圆融；

化繁为简，全新语境；洋洋洒洒，百万句成；

等身巨著，汗浸血凝。前承古人，后启晚生；

文苑示范，译域引领；思路开拓，形式新颖；

感慨感佩，感激感动。丛书四册，付梓丹青。

发掘提高，创新传承。寥寥数语，爰为序情！

中华诗词学会医药界诗词工作委员会主任委员

王昌恩

北京中医药大学国医堂中医门诊部主任医师
教授、博士研究生导师

壬寅冬月

前　言

本人出生于历史悠久、人杰地灵、英才辈出的河北省河间市，历史上多个朝代曾在此设郡立国，建州置府。河间府素有"京南第一府"之称，毗邻扁鹊故里——任丘。河间曾涌现出许多对我国文明史起到重要影响的人物，唐代大诗人刘长卿、金元医学家刘完素等都居住于此。此外，赵人毛苌曾在诗经村（隶属河北省河间市）传授我国第一部诗歌总集《诗经》。经过人们的口口相传，《诗经》得以流传天下。

在家乡诗词氛围的熏陶下，再加上母亲的言传身教，我的心里从小就埋下了诗歌的种子，小学时期就已经熟读《诗经》和《唐诗三百首》。

在北京中医药大学读书期间，我经常在校刊上发表诗歌，并多次获得学校的各类奖项。

大学毕业后来到改革开放的前沿——深圳，被分配到深圳市中医院工作，在这片崇尚创新的热土上，我长期致力于中医药文化宣传工作，陆续出版发行了《路边俯拾遍地香》《诗香本草》《万里君行伴草花》等中医药诗集，以及《天使之歌》《本草歌》《方剂歌》《炮制歌》《食疗歌》《五禽戏歌》等音像作品。

中医药理论博大精深，内容丰富深奥，文字多以文言文为主，有些中医词汇晦涩难懂，需要翻译成现代语言，才容易理解，有些治疗技术"只能意会，不能言传"。中医药文化需要融会贯通，有着深厚扎实的传统文化基础，才能掌握中医药的精髓。

有感于此，最近几年，我又开始进行"中医药与诗词相结合"的研究，完成了《诗青诗译中医古籍丛书》，给晦涩难懂的中医药知识注入了诗词的元素，既增加了美感，又方便了诵读。

这套丛书是本人经过十余年的精心策划、勤学苦研而成，其间数易其稿，其中艰辛可想而知。本丛书先期出版四册，《诗香经典：〈黄帝内经·素问〉》《诗香经典：〈黄帝内经·灵枢〉》《诗香经典：〈伤寒杂病论〉》《诗香经典：〈难经〉〈神农本草经〉》，书中采用原文、诗青译文的体例，以深入浅出、朗朗上口的七言诗形式成书，旨在把大家带入一个轻松的语言环境，以便更好地学习和诵读中医经典著作。

本书的诗译内容均对照经典原文进行编写，由于部分内容的时代印记太明显，以及个人时间精力有限，自感不能完全把握其防治精髓，没有进行诗译，只是保留章节原文以维持原著思想的完整性。不足之处还请各位贤达提出宝贵意见，以便进一步修订提高。

刘纪青

2023年1月10日

目 录

难 经

论 脉

原文

一难曰：十二经皆有动脉，独取寸口，以决五脏六腑死生吉凶之法，何谓也？

然：寸口者，脉之大会，手太阴之脉动也。人一呼脉行三寸，一吸脉行三寸，呼吸定息，脉行六寸。人一日一夜，凡一万三千五百息，脉行五十度，周于身。漏水下百刻，荣卫行阳二十五度，行阴亦二十五度，为一周也，故五十度复会于手太阴。寸口者，五脏六腑之所终始，故法取于寸口也。

诗青译文

问：

十二经脉循行中，脉动之位皆应手，只取寸口作依据，作为诊断和预后，请你说说其缘由？

答：

十二经脉寸口聚，手太阴肺脉动处。人若呼气每一次，脉气循经运三寸，人若吸气每一次，脉气循经运三寸，呼吸一次行六寸。人若呼吸一夜昼，一万三千五百次，脉气循经五十周，正合铜壶有滴漏，昼夜水下百刻数。营卫二气日循行，阳分二十五次周，夜行阴分周二五，循行五十一夜昼，手太阴肺来会合。气口循行位起止，诊脉寸口来选取。

原文

二难曰：脉有尺寸，何谓也？

然：尺寸者，脉之大要会也。从关至尺是尺内，阴之所治也；从关至鱼际是寸口内，阳之所治也。故分寸为尺，分尺为寸。故阴得尺内一寸，阳得寸内九分。尺寸终始，一寸九分，故曰尺寸也。

2

诗青译文

问：

尺寸名称是如何？请你再来说一说？

答：

若说尺与寸所在，出入会合在经脉。关部直到尺泽穴，属阴为尺内部位，阴气变化可候来；关部直到鱼际穴，属阳为寸内部位，阳气变化可候来。除去鱼际关一寸，向下即是为尺部；除去尺泽关一尺，向上即是为寸部。若是切按寸口脉，如此长度要不来，因此下指切脉位，阴是关部下一寸，阳是关部上九分，由尺到寸起止点，共为一寸又九分，因此名称为尺寸。阴阳变化亦可诊。

 ## 原 文

三难曰：脉有太过，有不及，有阴阳相乘，有覆有溢，有关有格，何谓也？

然：关之前者，阳之动也，脉当见九分而浮。过者，法曰太过；减者，法曰不及。遂上鱼为溢，为外关内格，此阴乘之脉也。关之后者，阴之动也，脉当见一寸而沉。过者，法曰太过；减者，法曰不及。遂入尺为覆，为内关外格，此阳乘之脉也。故曰覆溢，是其真脏之脉，人不病而死也。

3

诗青译文

问：

脉搏有过与不及，阴阳之位互乘袭，有时上冲因溢满，有时反复往下移，有时格拒有时闭，还请你来说仔细？

答：

关部以前是寸部，此为阳气搏动处，脉象应是九分浮，超过九分为过度，九分不及是不足。阴气太盛逼寸气，向上冲入至鱼际，尺部无脉为溢脉。由于阳气关在外，阴气格拒在于内。此为阴盛乘阳脉。关部以后是尺部，此为阴气搏动处，脉象应是一寸沉，超过一寸为过度，一寸不及是不足。阳气太盛逼寸气，向下移入到尺部，寸部无脉为复脉，由于阳气关在内，阴气格拒在于外。此为阳胜乘阴脉。下复上溢之脉象，阴阳互格真脏脉，若是出现此脉象，无症往往亦会亡。

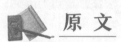

原文

四难曰：脉有阴阳之法，何谓也？

然：呼出心与肺，吸入肾与肝，呼吸之间，脾受谷味也，其脉在中。浮者阳也，沉者阴也，故曰阴阳也。

心肺俱浮，何以别之？

然：浮而大散者，心也；浮而短涩者，肺也。

肾肝俱沉，何以别之？

然：牢而长者，肝也，按之濡，举指来实者，肾也。脾者中州，故其脉在中。是阴阳之法也。

脉有一阴一阳，一阴二阳，一阴三阳；有一阳一阴，一阳二阴，一阳三阴。如此之言，寸口有六脉俱动邪？

然：此言者，非有六脉俱动也，谓浮、沉、长、短、滑、涩也。浮者阳也，滑者阳也，长者阳也；沉者阴也，短者阴也，涩者阴也。所谓一阴一阳者，谓脉来沉而滑也，一阴二阳者，谓脉来沉滑而长也，一阴三阳者，谓脉来浮滑而长，时一沉也；所谓一阳一阴者，谓脉来浮而涩也；一阳二阴者，谓脉来长而沉涩也；一阳三阴者，谓脉来沉涩而短，时一浮也。各以其经所在，名病逆顺也。

诗青译文

问：

区别阴阳有法则，还要请你再说说？

答：

呼出为阳应心肺，吸入为阴应肝肾。呼吸整个过程中，脾受水谷精微气，脉气就在人呼吸；心肺肝肾还有脾。浮象阳脉沉象阴，脉象阴阳要区分。

问：

心肺皆是阳浮脉，怎样分别说明白？

答：

浮脉大散是心脉；浮脉短涩是肺脉。

问：

肝肾皆是阴沉脉，还要请你细道来？

答：

沉脉力直肝脉长，按之浮细与极软，上举轻按肾脉力。脾居中焦脉和缓。和缓寓于浮沉中，区别阴阳记心间。

问：

脉象一阴有一阳，一阴二阳阴三阳，又有一阳与一阴，一阳二阴阳三阴。六种脉象同搏动？

答：

六象并非同搏动，浮沉长短滑涩种。浮滑长者皆阳脉，沉短涩者皆阴脉。一阴一阳沉兼滑；一阴二阳沉滑长；一阴三阳浮滑长，有时又带一沉象。一阳一阴浮兼涩；一阳二阴长沉涩；一阳三阴沉涩短，有时一浮脉象现。诊脉应据脉搏变，疾病逆顺方知全。

 ## 原 文

五难曰：脉有轻重，何谓也？

然：初持脉，如三菽之重，与皮毛相得者，肺部也。如六菽之重，与血脉相得者，心部也。如九菽之重，与肌肉相得者，脾部也。如十二菽之重，与筋平者，肝部也。按之至骨，举指来疾者，肾部也。故曰轻重也。

诗青译文

问：

诊脉指法有轻重，请你讲来我听听？

答：

开始按脉用指压，若觉豆如三粒重，轻按皮毛触脉象，肺部脉象为此样；若觉豆有六粒重，切按血脉触脉象，心部脉象为此样；若觉豆有九粒重，切按肌肉触脉象，脾部脉象为此样；若豆有粒十二重，且按与筋两相平，触知为此肝脉象，若是按之触至骨，轻按松指若上举，疾速有力肾脉象。指法轻重须知详。

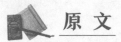

原文

六难曰：脉有阴盛阳虚，阳盛阴虚，何谓也？

然：浮之损小，沉之实大，故曰阴盛阳虚。沉之损小，浮之实大，故曰阳盛阴虚。是阴阳虚实之意也。

诗青译文

问：

脉有阴盛与阳虚，脉有阳盛与阴虚，还要请你说清楚？

答：

轻按浮取来诊脉，脉为微小而细软，若是重按而沉取，有力实大记心间，阴有偏盛阳偏虚；重按沉取来诊脉，脉为微小而细软，若是轻按而浮取，有力实大记心间，阳有偏盛阴偏虚。此为根据人脉象，辨别虚实与阴阳。

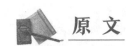

原文

七难曰：经言少阳之至，乍大乍小，乍短乍长；阳明之至，浮大而短；太阳之至，洪大而长；太阴之至，紧大而长；少阴之至，紧细而微；厥阴之至，沉短而紧。此六者，是平脉那？将病脉耶？

然：皆王脉也。

其气以何月，各王几日？

然：冬至之后，得甲子少阳王，复得甲子阳明王，复得甲子太阳王，复得甲子太阴王，复得甲子少阴王，复得甲子厥阴王。王各六十日，六六三百六十日，以成一岁。此三阳三阴之王时日大要也。

诗青译文

问：

古时医经曾经说，少阳脉来不规则，忽大忽小忽长短；阳明脉来浮大短；太阳脉来洪大长；太阴脉来紧大长；少阴脉紧细不足；厥阴脉沉短稳厚。请问此时六种脉，病脉还是正常脉？

答：符合时节当旺象。

问：

它与时气相适应，何月又是几天旺？

答：

冬至第一甲子始，在此之后六十日，少阳当旺正其时；冬至第二甲子始，在此之后六十日，阳明当旺正其时；冬至第三甲子始，在此之后六十日，太阳当旺正其时；冬至第四甲子始，在此之后六十日，太阴当旺正其时；冬至第五甲子始，在此之后六十日，少阴当旺正其时；冬至第六甲子始，在此之后六十日，厥阴当旺正其时。每脉各旺六十天，一年三百六十天。三阴三阳一年行，当旺时日在其中。

原文

7

八难曰：寸口脉平而死者，何谓也？

然：诸十二经脉者，皆系于生气之原。所谓生气之原者，谓十二经之根本也，谓肾间动气也。此五脏六腑之本，十二经脉之根，呼吸之门，三焦之原，一名守邪之神。故气者，人之根本也，根绝则茎叶枯矣。寸口脉平而死者，生气独绝于内也。

诗青译文 ❀

问：

寸口同常差不多，死亡之理你说说？

答：

十二经脉人体间，生气之原与相连，生气之原为根本，亦指动气二肾间。此为脏腑之基本，十二经脉之根原，呼吸出入为枢要，三焦气化为发源，防御邪侵功在先。若是生气已绝断，茎枝枯萎与叶片。寸口同常人会完。

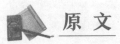

原　文

九难曰：何以别知脏腑之病耶？

然：数者腑也，迟者脏也。数则为热，迟则为寒。诸阳为热，诸阴为寒。故以别知脏腑之病也。

诗青译文

问：

怎样通过人脉象，推断疾病在腑脏？

答：

数脉腑病迟脏病。出现数脉是热证；出现迟脉是寒证。阳脉病证多热证；阴脉病证多寒证。可据脉象迟与数，推断病变在何处。

8

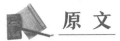

原　文

十难曰：一脉为十变者，何谓也？

然：五邪刚柔相逢之意也。假令心脉急甚者，肝邪干心也；心脉微急者，胆邪干小肠也；心脉大甚者，心邪自干心也；心脉微大者，小肠邪自干小肠也；心脉缓甚者，脾邪干心也；心脉微缓者，胃邪干小肠也；心脉涩甚者，肺邪干心也；心脉微涩者，大肠邪干小肠也；心脉沉甚者，肾邪干心也；心脉微沉者，膀胱邪干小肠也。五脏各有刚柔邪，故令一脉辄变为十也。

诗青译文

问：

一脏脉象有十种，还要请你来说明？

答：

脏腑病邪有来由，同气阳刚阴与柔，互为传变记心头。若是心脉有急甚，肝脏病邪侵犯心；若是心脉微急样，胆腑病邪侵小肠。若是心脉有大甚，心脏病邪自己侵；若是心脉有微大，小肠病邪犯自家。若是心脉有缓甚，脾脏病邪来侵心；若是心脉有微缓，胃腑病邪小肠犯。若是心脉有涩甚，肺脏病邪来侵心；若是心脉有微涩，大肠病侵小肠多。若是心脉有沉甚，肾脏病邪来侵心；若是心脉有微沉，膀胱病邪小肠侵。脏腑病邪互为传，每脏脉象十种间。

原 文

十一难曰：经言脉不满五十动而一止，一脏无气者，何脏也？

然：人吸者随阴入，呼者因阳出。今吸不能至肾，至肝而还，故知一脏无气者，肾气先尽也。

诗青译文

问：

古有医经曾经说：脉搏不满五十次，跳动之中止一次，其中一脏无生气，何脏请你说清晰？

答：

向内深入吸气时，下焦肝肾随纳气；向外推出呼气时，上焦心肺随行气。若是现在吸入气，不能深达肾脏里，只到肝脏返回去。若知一脏无生气，肾脏先衰要牢记。

原 文

十二难曰：经言五脏脉已绝于内，用针者反实其外；五脏脉已绝于外，用针者反实其内。内外之绝，何以别之？

然：五脏脉已绝于内者，肾肝气已绝于内也，而医反补其心肺；五脏脉已绝于外者，其心肺气已绝于外也，而医反补其肾肝。阳绝补阴，阴绝补阳，是谓实实虚虚，损不足，益有余。如此死者，医杀之耳。

诗青译文 ✿

问：

经说五脏之脉象，内部表现已绝虚，医生针法疗治时，反用补法充外部；经说五脏之脉象，外部表现已绝虚，医生针法疗治时，反用补法充内部。内外两部之绝虚，如何区别说清楚？

答：

若脉内部已绝虚，肝肾之气必绝虚，此时理应把阴补，心肺之脏反来补。若脉外部已绝虚，心肺之气必绝虚，此时理应把阳补，肝肾之脏反来补。属阳脏器已绝虚，反去补益实阴脏，阴气更甚损其阳；属阴脏器已绝虚，反去补益实阳脏，阳气更甚损其阴，已实再使更加实，已虚再使更加虚，损耗不足补有余，造成死亡不出奇，医生误治要牢记。

 # 原 文

十三难曰：经言见其色而不得其脉，反得相胜之脉者，即死，得相生之脉者，病即自已。色之与脉，当参相应，为之奈何？

然：五脏有五色，皆见于面，亦当与寸口、尺内相应。假令色青，其脉当弦而急；色赤，其脉浮大而散；色黄，其脉中缓而大；色白，其脉浮涩而短；色黑，其脉沉濡而滑。此所谓五色之与脉，当参相应也。脉数，尺之皮肤亦数；脉急，尺之皮肤亦急；脉缓，尺之皮肤亦缓；脉涩，尺之皮肤亦涩；脉滑，尺之皮肤亦滑。五脏各有声、色、臭、味，当与寸口、尺内相应，其不应者，病也。假令色青，其脉浮涩而短，若大而缓，为相胜；浮大而散，若小而滑，为相生也。经言：知一为下工，知二为中工，知三为上工。上工者十全九，中工者十全七，下工者十全六。此之谓也。

诗青译文 ✿

问：

古时曾有医经说，看到患者之色泽，相应脉象摸不着，相克脉象反来到，死亡人数不会少；相生脉象若出现，疾病自然会痊愈。色脉两诊相互用，结合临床你谈谈？

答：

五脉气色有五种，面部显现有不同，应和寸口之脉象，尺肤色泽相适应。面部青色若显现，脉象应是为急弦；面部赤色若显现，脉象应是浮大散；面部黄色若显现，脉象应是大中缓；面部白色若显现，脉象应是浮涩短；面部黑色若显现，脉象应是沉濡滑。五脏色诊与脉诊，合参方显医术佳。尺部皮肤显热象，摸起脉来频数样；尺部皮肤显紧急，摸起脉来为促缓；尺部皮肤显弦缓，摸起脉来为徐缓；尺部皮肤显涩滞，摸起脉来涩象时；尺部皮肤显滑利，摸起脉来象滑时。五脏各有其所属，音色臭味相对出，寸口脉象应色泽，不相适应疾病多。若是面部现青色，脉象为短而浮涩，或是为大而带缓，脉象相克要记得。脉象浮大而带散，或是为小而带滑，脉象相生要记得。古有经书曾经说，察色按脉诊尺肤，下工只能握一个，中工只能握二个，上工三者相配合。上工十人愈九个，中工十人愈七个，下工十人愈六个。上述诊法已概括。

 ## 原文

十四难曰：脉有损至，何谓也？

然：至之脉，一呼再至曰平，三至曰离经，四至曰夺精，五至曰死，六至曰命绝。此至之脉也。何谓损？一呼一至曰离经，再呼一至曰夺精，三呼一至曰死，四呼一至曰命绝。此损之脉也。至脉从下上，损脉从上下也。

损脉之为病奈何？

然：一损损于皮毛，皮聚而毛落；二损损于血脉，血脉虚少，不能荣于五脏六腑；三损损于肌肉，肌肉消瘦，饮食不能为肌肤；四损损于筋，筋缓不能自收持；五损损于骨，骨痿不能起于床。反此者，至脉之病也。从上下者，骨痿不能起于床者死；从下上者，皮聚而毛落者死。

治损之法奈何？

然：损其肺者，益其气；损其心者，调其荣卫；损其脾者，调其饮食，适其寒温；损其肝者，缓其中；损其肾者，益其精。此治损之法也。脉有一呼再至，一吸再至；有一呼三至，一吸三至；有一呼四至，一吸四至；有一呼五至，一吸五至；有一呼六至，一吸六至；有一呼一至，一吸一至：有再呼一至，再吸一至；有呼吸再至。

脉来如此，何以别知其病也？

然：脉来一呼再至，一吸再至，不大不小曰平，一呼三至，一吸三至，为适得病，前大后小，即头痛目眩，前小后大，即胸满短气。一呼四至，一吸四至，病欲甚。脉洪大者，苦烦满；沉细者，腹中痛；滑者，伤热；涩者，中雾露。一呼五至，一吸五至，其人当困，沉细夜加，浮大昼加，不大不小，虽困可治，其有大小者，为难治。一呼六至，一吸六至，为死脉也，沉细夜死，浮大昼死。一呼一至，一吸一至，名曰损，人虽能行，犹当着床，所以然者，血气皆不足故也。再呼一至，再吸一至，呼吸再至，名曰无魂，无魂者，当死也，人虽能行，名曰行尸。上部有脉，下部无脉，其人当吐，不吐者死。上部无脉，下部有脉，虽困无能为害。所以然者，譬如人之有尺，树之有根，枝叶虽枯槁，根本将自生。脉有根本，人有元气，故知不死。

诗青译文

问：

脉搏损至之现象，还得请你来讲讲？

答：

至脉可分下几种：一呼两次脉跳动，平脉正常脉象平；一呼三次脉跳动，离开标准叫离经；一呼四次脉跳动，精气耗夺叫夺精；一呼五次脉跳动，预后不良死脉名；一呼六次脉跳动，生命将绝绝脉名。损脉可分下几种：一呼一次脉跳动，离开标准叫离经；两呼一次脉跳动，精气耗夺叫夺精；三呼一次脉跳动，预后不良死脉名；四呼一次脉跳动，气血已尽命绝中。至脉致病肾传肺，从下向上传变行，损脉致病肺传肾，从上向下传变行。

问：

损脉病证说清楚？

答：

一损症状皮毛部，毛发脱落皱皮肤；二损症状在血脉，血脉虚衰为不足，难营五脏与六腑；三损症状在肌肉，主要肌肉偏消瘦，养料难输至肌肤，丰满光泽寻却无；四损症状在筋间，收缩支持弱筋缓；五损症状从骨出，不能起床痿软骨。与之相反至脉证。损脉之病肺到肾，从上下传记在心，骨痿不起是死症；至脉之病肾到肺，从下上来要知会，皮皱毛落亦死证。

问：

治损方法是怎样？

答：

肺脏虚损补其肺；心脏虚损调营卫；脾脏虚损调饮食，起居冷热宜保持；肝脏虚损疏肝郁，甘药柔和缓其中；肾脏虚损补气精。

问：

脉搏跳动自有时。一呼时间跳两次，一吸时间跳两次；一呼时间跳三次，一吸时间跳三次；一呼时间跳四次，一吸时间跳四次；一呼时间跳五次，一吸时间跳五次；一呼时间跳六次，一吸时间跳六次；一呼时间跳一次，一吸时间跳一次；两呼时间跳一次，两吸时间跳一次；一呼一吸跳两次。脉搏情况各不同，如何辨推所生病？

答：

一呼时间跳两次，一吸亦是跳两次，适中搏动之力量，正常脉象人健康。一呼气脉跳三次，一吸脉亦跳三次，开始得病之脉象，寸部脉大若属阳，尺部脉小若属阴，头痛目眩病来常；寸部脉小尺脉大，胸部烦满呼吸短。一呼气脉动四次，一吸脉亦跳四次，病将进展之脉象，脉现洪大闷在胸；脉象细沉腹部痛；脉现滑象伤热病，脉象涩寒有湿气。一呼气脉跳五次，一吸脉亦跳五次，阳亢阴虚趋险于，脉现沉细夜加重，脉现浮大日加重；搏动力量无大小，虽有困倦可治疗，大小不一难治疗。一呼气脉跳六次，一吸脉亦跳六次，预后不良为死脉，脉现沉细死夜间，脉现浮大死白天。一呼气脉跳一次，一吸气脉跳一次，称为损脉正其时，患者虽然还进出，卧床不起大多数，气血不足为缘故。两呼气脉跳一次，两吸气脉跳一次，称为无魂正其时，无魂患者趋于死，勉强行走亦行尸。

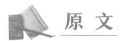 # 原 文

十五难曰：经言春脉弦，夏脉钩，秋脉毛，冬脉石，是王脉耶？将病

脉也？

然：弦、钩、毛、石者，四时之脉也。春脉弦者，肝东方木也，万物始生，未有枝叶，故其脉之来，濡弱而长，故曰弦。夏脉钩者，心南方火也，万物之所茂，垂枝布叶，皆下曲如钩，故其脉之来疾去迟，故曰钩。秋脉毛者，肺西方金也，万物之所终，草木华叶，皆秋而落，其枝独在，若毫毛也。故其脉之来，轻虚以浮，故曰毛。冬脉石者，肾北方水也，万物之所藏也，盛冬之时，水凝如石，故其脉之来，沉濡而滑，故曰石。此四时之脉也。

如有变奈何？

然：春脉弦，反者为病。

何谓反？

然：其气来实强，是谓太过，病在外；气来虚微，是谓不及，病在内。气来厌厌聂聂，如循榆叶曰平；益实而滑，如循长竿曰病；急而劲益强，如新张弓弦曰死。春脉微弦曰平；弦多胃气少曰病；但弦无胃气曰死，春以胃气为本。

夏脉钩，反者为病。

何谓反？

然：其气来实强，是谓太过，病在外；气来虚微，是谓不及，病在内。其脉来累累如环，如循琅玕曰平；来而益数，如鸡举足者曰病；前曲后居，如操带钩曰死。夏脉微钩曰平，钩多胃气少曰病，但钩无胃气曰死。夏以胃气为本。

秋脉毛，反者为病。

何谓反？

然：其气来实强，是谓太过，病在外；气来虚微，是谓不及，病在内。其脉来蔼蔼如车盖，按之益大曰平；不上不下，如循鸡羽曰病；按之萧索，如风吹毛曰死。秋脉微毛曰平，毛多胃气少曰病，但毛无胃气，曰死。秋以胃气为本。

冬脉石，反者为病。

何谓反？

然：其气来实强，是谓太过，病在外；气来虚微，是谓不及，病在内。脉来上大下兑，濡滑如雀之喙曰平；啄啄连属，其中微曲曰病；来如解索，去如弹石曰死。冬脉微石曰平，石多胃气少曰病，但石无胃气曰死，冬以胃气为本。胃者，水谷之海，主禀四时，皆以胃气为本，是谓四时之变，病死生之要会也。脾者，中州也，其平和不可得见，衰乃见耳。来如雀之啄，如水之下漏，是脾之衰见也。

诗青译文

问：

古有医经曾经说，春天脉象端直弦，夏天脉象洪大钩，秋天脉象浮虚毛，冬天石脉为沉坚，此为当令之脉象？还是有病之脉象？

答：

弦钩毛石各种脉，皆是当令之脉象，春天弦脉应肝脏，五行春旺木东方，初春始生是万物，树木还无枝叶长，脉气来时濡弱长。夏天钩脉应心脏，五行夏旺火南方，万物生长最茂盛，果实结满下垂样，绿叶成荫曲似钩，脉气来疾迟缓走。秋天毛脉应肺脏，五行秋旺金西方。万物生长至极点，收成已届草叶黄，秋天枯萎叶脱落，树枝独存毫毛样，脉气来时虚浮象。冬天石脉应肾脏，五行冬旺水北方。万物潜伏或藏闭，隆冬水凝石块样，脉气来时沉濡滑。

问：

四季脉象若变化，形态会是怎么样？

答：

春天之脉应弦脉，凡是反常皆有病。

问：

试问什么叫反常？

答：

脉气来时之搏动，实力太过主外病；脉气来时之搏动，虚弱不及主内病。脉来轻浮与虚软，飘动榆叶脉正常；实而带滑若觉得，坚硬病脉长竿样，急而坚强特有力，死脉如弓刚开张。春天之脉弦象现，胃气精微脉正常；病脉弦象实在多，胃气少些因冲和；死脉弦象只一个，胃气未能被冲和。春脉胃气是根本。

夏天之脉应钩脉，凡是反常皆有病。

问：

试问什么叫反常？

答：

脉气来时之搏动，实力太过主外病；脉气来时之搏动，虚弱不及主内病。脉来连串如环珠，正常脉滑润美玉；脉来感觉速度快，病脉象鸡疾走足；前曲后直取不柔，重按不动死脉钩。夏天之脉胃精微，而现钩象正常脉；称为病脉钩象多，胃气少时而冲和；若是只有钩象在，冲和胃气无死脉。夏脉胃气是根本。

秋脉应该是毛脉，反常就是有病在。

问：

试问什么叫反常？

答：

脉气来时之搏动，实力太过主外病；脉气来时之搏动，虚弱不及主内病。脉来轻盈又浮大，好像车盖一个样，若是用手用力按，此时面积更宽广，正常脉象记心上。摩循轻虚似鸡毛，此时脉象是病脉，按脉轻寂又空虚，好似风吹羽毛般，此为死脉莫须谈。秋天之脉胃精微，而现毛象正常脉。若是毛象较为多，冲和胃气却较少，此为病脉要知晓。若是只有毛象脉，冲和胃气却未见，此为死脉要知全。秋脉胃气为根本，以上几点记心间。

冬脉应该是石脉，反常就是有病在。

问：

试问什么叫反常？

答：

脉气来时之搏动，实力太过主外病；脉气来时之搏动，虚弱不及主内病。脉来寸大尺部小，上下皆是成尖形，濡滑好像雀嘴样，正常之脉要分明。脉来好像鸟啄食，其中略微带曲形，病脉之脉要知情。脉来若是长而软，解开绳索样无力，去时有力又急促，好像以弓来弹石，死脉之脉要知悉。冬天之脉胃精微，而现石象正常脉，称为病脉石象多，冲和胃气则为少，若是只有石象在，冲和胃气无死脉。冬脉胃气为根本。胃是容纳之器官，主要供给人养料，成为脉象动力源，春夏秋冬之脉膊，胃气为根莫须谈。胃气影响脉象变，亦有疾病之深浅，还为生死之关键。脾脏是为主中州，脉气平和正常时，特殊形象不会有，若是人至脾衰时，象雀啄食脉才来，又如水滴向下漏，脾衰脉象要明白。

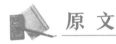

原 文

十六难曰：脉有三部九候，有阴阳，有轻重，有六十首，一脉变为四时，离圣久远，各自是其法，何以别之？

然：是其病有内外证。

其病为之奈何？

然：假令得肝脉，其外证：善洁，面青，善怒；其内证：脐左有动气，按之牢若痛；其病：四肢满，闭淋，溲便难，转筋。有是者肝也，无是者非也。假令得心脉，其外证：面赤，口干，喜笑；其内证：脐上有动气，按之牢若痛。其病：烦心、心痛，掌中热而哕。有是者心也，无是者非也。假令得脾脉，其外证：面黄，善噫，善思，善味；其内证：当脐有动气，按之牢若痛；其病：腹胀满，食不消，体重节痛，怠惰嗜卧，四肢不收。有是者脾也，无是者非也。假令得肺脉，其外证：面白，善嚏，悲愁不乐，欲哭；其内证：脐右有动气，按之牢若痛；其病：喘咳，洒淅寒热。有是者肺也，无是者非也。假令得肾脉，其外证：面黑，善恐欠；其内证：脐下有动气，按之牢若痛。其病：逆气，小腹急痛，泄如下重，足胫寒而逆。有是者肾也，无是者非也。

17

诗青译文

问：

诊脉三部九候别，阴阳属性亦有形，指法上面有轻重，左右六部脉其中，每脉十变共六十，还随四时有不同，此为古代医家法，距离现在已久远，一般医者自为是，如何辨别你谈谈？

答：

根据疾病所表现，内外症状来考量。

问：

试问内外是怎样？

答：

若是诊得为肝脉，患者外部表现在，爱好清洁面色青，发怒时刻常常来；内证脐左有动气，用手触按坚硬疼；动作呆滞小便涩，四肢满胀与酸重,大便困难筋转中。内外证见为肝病,否则排除是肝病。若是诊得为心脉,患者外部表现在,口中干燥面色赤,发笑时刻常常来;内证脐上有动气,用手触按疼坚硬;心胸烦闷和干呕,掌心发热心亦疼。内外证见为心病,否则排除是心病。若是诊得为脾脉,患者外部表现在,时常嗳气面色黄,善于思索厚味爱;内证当脐有动气,用手触按疼坚硬;腹胀满闷食不化,周身乏力体笨重,四肢不收好睡眠,还有就是关节疼。内外证见为脾病,否则排除是脾病。若是诊得为肺脉,患者外部表现在,常要喷嚏面色白,悲忧愁闷哭释怀,内证脐右有动气,用手触按疼坚硬;恶寒发热气喘中。内外证见为肺病,否则排除是肺病。若是诊得为肾脉,患者外部表现在,常有恐惧面色黑,昏昏欲睡呵欠来;内证脐下有动气,用手触按疼坚硬;气逆小腹急疼痛,便泄里急而后重,还有足胫部厥冷。内外证见为肾病,否则排除是肾病。

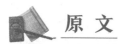

原　文

十七难曰:经言病或有死,或有不治自愈,或连年月不已,其死生存亡,可切脉而知之耶?

然:可尽知也。诊病若闭目不欲见人者,脉当得肝脉强急而长,而反得肺脉浮短而涩者,死也。病若开目而渴,心下牢者,脉当得紧实而数,反得沉涩而微者,死也。病若吐血,复衄衂血者,脉当沉细,而反浮大而牢者,死也。病若谵言妄语,身当有热,脉当洪大,而反手足厥逆,脉沉细而微者,死也。病若大腹而泄者,脉当微细而涩;反紧大而滑者,死也。

诗青译文

问:

患病或有人会死,亦有不治自然愈,还有连年而不愈,是否切脉能预知?

答:

完全切脉能预知。患者闭眼不见人,应是强急长肝脉,反现浮短涩肺脉,肺金克木死症来。患者张眼觉口渴,心胸部下坚硬多,应现紧力快心脉,反现沉涩微肾脉,则为肾水克心火,病实脉虚死难活。患者吐血兼鼻血，应现沉细微肺脉，反现浮大力心脉，则是心火克肺金，病虚脉实死期临。若是患者胡乱语，身体亦应是发热，应现洪大之心脉，反现手足时厥冷，沉细微弱之肾脉，则是肾水克心火，阳病阴脉死难活。若是腹胀兼便泄，应现微细涩脾脉，反现紧张大而实，又带滑象之肝脉，则是肝木克脾土，病虚脉实死证来。

原 文

十八难曰：脉有三部，部有四经，手有太阴、阳明，足有太阳、少阴，为上下部，何谓也？

然：手太阴、阳明金也，足少阴、太阳水也，金生水，水流下行而不能上，故在下部也。足厥阴、少阳木也，生手太阳、少阴火，火炎上行而不能下，故为上部。手心主、少阳火，生足太阴、阳明土，土主中宫，故在中部也。此皆五行子母更相生养者也。

脉有三部九候，各何主之？

然：三部者，寸、关、尺也。九候者，浮、中、沉也。上部法天，主胸以上至头之有疾也；中部法人，主膈以下至脐之有疾也；下部法地，主脐以下至足之有疾也。审而刺之者也。

人病有沉滞久积聚，可切脉而知之耶？

然：诊病在右胁有积气，得肺脉结，脉结甚则积甚，结微则气微。

诊不得肺脉，而右胁有积气者，何也？

然：肺脉虽不见，右手脉当沉伏。

其外痼疾同法耶？将异也？

然：结者，脉来去时一止，无常数，名曰结也。伏者，脉行筋下也。浮者，脉在肉上行也。左右表里，法皆如此。假令脉结伏者，内无积聚，脉浮结者，外无痼疾，有积聚，脉不结伏，有痼疾，脉不浮结，为脉不应病，病不应脉，是为死病也。

诗青译文

问：

诊脉部位寸关尺，每部各有经四种，一是手经太阴肺，二是阳明大肠经，三是太阳膀胱经，四是足经少阴肾，分别在上与寸部，在下尺部联系中，请问为何来说明？

答：

先说手太阴肺经，手部阳明大肠经，两者属金在五行；再说足少阴肾经，足部太阳膀胱经，两者属水在五行。五行相生为规律，金能生水是一定，水势趋流行向下，逆而向上却不能，肾与膀胱皆属水，配合尺部永相随。足厥阴肝少阳胆，五行属木木生火，肝胆之木生属火，手部太阳小肠经，还有手少阴心经，火炎之势向上冲，不会趋向行向下，心与小肠肝胆上，配合寸部关以上。手心主心包经络，手部少阳三焦经，两者属火在五行，火生两经属于土，足太阴脾阳明胃，土为中央之方位，所以脾胃属于土，配合尺寸间中部。此据五行子与母，生养关系要记住。

问：

三部九候来诊脉，各主何病说明白？

答：

所谓三部寸尺关，九候就在其中间，各有浮中沉三候，三三共是有九候。上为寸部取法天，主诊上病至头颠，中为关部取天地，主诊胸膈下至脐；下为尺部取法地，主诊脐下至足疾。必须审察相应位，针刺目标才做对。

问：

深伏内部积聚病，切脉诊断是否行？

答：

右侧肋部气积聚，肺结脉象可诊出，脉象结甚积聚重，脉象结微积聚轻。

问：

肺脉结象诊不到，右肋却有积聚气，请问这是何道理？

答：

肺脉虽未见结象，右手脉为沉伏样。

问：

形体痼疾久不愈，相同方法来诊治？还是他法来诊治？

答：

先说结脉之形态，搏动缓慢比常脉，时常间有歇一次，无常所以名结脉，再说伏脉之形态，脉气伏行筋下面，浮脉脉浮肌肉上，内外左右气痼疾，可据结伏病在内，可据结浮病在外，可据结左病在左，可据结右病在右，此法用来行诊断。呈现结伏假脉象，内部却未见积聚，脉象呈现有结浮，外部痼疾却是无，相反若是有积聚，脉象不呈为结伏，相反若是有痼疾，脉象不呈为结浮，便是脉证不相符，或是证脉不相符，难治之病要记住。

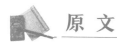
原　文

十九难曰：经言脉有逆顺，男女有恒。而反者，何谓也？

然：男子生于寅，寅为木，阳也。女子生于申，申为金，阴也。故男脉在关上，女脉在关下。是以男子尺脉恒弱，女子尺脉恒盛，是其常也。反者，男得女脉，女得男脉也。

其为病何如？

然：男得女脉为不足，病在内，左得之病在左，右得之病在右，随脉言之也。女得男脉为太过，病在四肢，左得之病在左，右得之病在右，随脉言之。此之谓也。

诗青译文

问：

医说脉象有顺逆，男女皆有正常脉，反常之脉亦会现，此间为何说明白？

答：

寅是黎明日东升，此为阳气时渐盛，寅阳五行东方木，男生于阳阳气盛。申是夕阳下西山，此为阴气时渐盛，申阴五行西方金，女生于申阴血盛。这里寅申二支取，金木万物生成数。男脉盛于阳寸部，女脉盛于阴尺部。男子尺脉常虚弱，女子尺脉常强盛。正常脉象要记清。寸弱尺盛男脉现，尺弱寸盛女脉现。

问：

发生何病你谈谈？

答：

男子出现女子脉，阴气有余阳不足，疾病皆生在内部，病在左侧左部脉，病在右侧右部脉，随脉变化要明白。女子出现男子脉，阴气不足阳有余，疾病皆生在四肢，病在左侧左部脉，病在右侧右部脉，随脉变化要明白，男女区别已道来。

原 文

二十难曰：经言脉有伏匿，伏匿于何脏而言伏匿邪？

然：谓阴阳更相乘，更相伏也。脉居阴部，而反阳脉见者，为阳乘阴也。脉虽时沉涩而短，此谓阳中伏阴也。脉居阳部，而反阴脉见者，为阴乘阳也。脉虽时浮滑而长，此谓阴中伏阳也。重阳者狂，重阴者癫。脱阳者见鬼；脱阴者目盲。

诗青译文

问：

古有医经曾为说：脉象隐伏与匿藏，隐伏匿藏在何脏？

答：

阴脉阳脉互乘袭，阴脉阳脉互隐伏。属阴尺部有脉在，此时应是阴脉来，反现浮滑长阳脉，就是阳脉乘阴脉；尺部虽能见阳脉，时有沉涩短阴脉，阳中伏阴要明白。属阳寸部有脉在，此时应是阳脉来，反现沉涩短阴脉，就是阴脉乘阳脉。寸部虽能见阴脉，时有浮滑长阳脉，阴中伏阳要明白。寸尺两部皆阳脉，发生狂病阳偏盛；寸尺两部皆阴脉，发生癫病阴偏盛。阳气脱失神志乱，此时人会视虚幻；若是阴气又脱失，此时目盲看不见。

原 文

二十一难曰：经言人形病，脉不病，曰生；脉病，形不病，曰死。何谓也？

然：人形病，脉不病，非有不病者也，谓息数不应脉数也。此大法。

诗青译文

问：

古有医经曾为说，人之形体虽病态，脉象却未现病脉，预后为良生会在。人之形体未病态，脉象却是现病脉，预后不良死即来。怎样解释说明白？

答：

人之形体虽病态，脉象却未现病脉，并非形体有病在，不会出现有病脉，呼吸次数脉搏数，比例多少不相符，诊病法则从此出。

原 文

二十二难曰：经言脉有是动，有所生病。一脉变为二病者，何也？

然：经言是动者，气也；所生病者，血也。邪在气，气为是动；邪在血，血为所生病。气主煦之，血主濡之。气留而不行者，为气先病也；血壅而不濡者，为血后病也。故先为是动，后所生（病）也。

诗青译文

问：

古有医经曾经说，十二经脉有动病，亦会各有病所生，相同经脉病两种，是何道理说来听？

答：

医说动病是气病；所生疾病是血病。若是邪已在气分，气有病变是动病；若是邪已在血分，血病变为所生病。先说气有何功能，温煦肤肉得熏蒸；再说血有何功能，濡润筋骨滋养中。气滞不畅熏蒸难，便是气先有病变，血塞不养滋润难，血在气后有病变。所以先现是动病，然后才是所生病。

难经

论经络

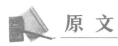

原 文

二十三难曰：手足三阴三阳，脉之度数，可晓以不？

然：手三阳之脉，从手至头，长五尺，五六合三丈。手三阴之脉，从手至胸中，长三尺五寸，三六一丈八尺，五六三尺，合二丈一尺。足三阳之脉，从足至头，长八尺，六八四丈八尺。足三阴之脉，从足至胸，长六尺五寸，六六三丈六尺，五六三尺，合三丈九尺。人两足跷脉，从足至目，长七尺五寸，二七一丈四尺，二五一尺，合一丈五尺。督脉、任脉各长四尺五寸，二四八尺，二五一尺，合九尺。凡脉长一十六丈二尺。此所谓十二经脉长短之数也。

经脉十二，络脉十五，何始何穷也？

然：经脉者，行血气，通阴阳，以荣于身者也。其始从中焦，注手太阴、阳明；阳明注足阳明、太阴；太阴注手少阴、太阳；太阳注足太阳、少阴；少阴注手心主、少阳；少阳注足少阳、厥阴；厥阴复还注手太阴。别络十五，皆因其原，如环无端，转相灌溉，朝于寸口、人迎，以处百病，而决死生也。

经云：明知始终，阴阳定矣。何谓也？

然：终始者，脉之纪也。寸口、人迎，阴阳之气，通于朝使，如环无端，故曰始也。终者，三阴三阳之脉绝，绝则死。死各有形，故曰终也。

诗青译文

问：

手足三阴三阳经，尺寸长短请说明？

答：

三焦手有大小肠，三条阳经记心房，手指头部为间距，各有五尺为其长，再说左右六经脉，五六三十共三丈。心肺还有心包络，三条阴经记心房，手指胸中为间距，三尺五寸各其长，再说左右六经脉，三六一丈八尺长，五六得数为三尺，合计二丈一尺长。太阳膀胱足胆胃，三条阳经记心房，足趾头部为间距，各长八尺为其长，再说左右六经脉，四丈八尺过胸膛。足阴肝肾与阴蹻，三条阴经记心房，足趾胸部为间距，六尺五寸为其长，再说左右六经脉，六六三丈又六尺，共长三丈又九尺。两足阳蹻阴蹻脉，足踝目部为间距，每脉各长七尺五，二七一丈又四尺，共长一丈又五尺。督脉任脉有分布，正中单行线背腹，各有其长四尺五，二四得八二五一，共有长度为九尺。以上所说之经脉，十六丈二共为长，十二经脉其中藏。

问：

十五脉络十二经，起止何地请说明？

答：

经脉功能先说清，运行血气阴阳通，全身内外皆可得，营养物质有供应。循环开始在中焦，先流手太阴肺经，大肠阳明手经过；流注足阳明胃经，足太阴脾经再过；流注手少阴心经，太阳小肠手经过；流足太阳膀胱经，足少阴肾经相过；流手厥阴心包络，少阳三焦手经过；流注足少阳胆经，足厥阴肝经再过；复回手太阴肺经。十五别络须牢记，皆为经脉分旁支，经脉与其同一源，彼此紧密相联系，圆环一样行气血，循环灌溉人身体。各个经络有脉气，寸口人迎会聚集，此两部位来诊脉，决断疾病生与死。

古有医经书上说：脉气始终须先知，方知阴阳与血气，此话如何来解释？

答：

脉气始终是什么，脉法纲领要牢记。寸口人迎之部位，阴阳各经之脉气，内外贯通相融合，潮水一样按时灌，气血又在人体内，圆环一样来周转，从未止息有片刻，脉搏动力为发源，显示生机为始端。脉搏反映三阴阳，脉气竭绝人死亡，临死表现不同症，生机停止是为终。

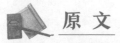 **原文**

二十四难曰：手足三阴三阳气已绝，何以为候？可知其吉凶不？

然：足少阴气绝，即骨枯。少阴者，冬脉也，伏行而温于骨髓。故骨髓不温，即肉不着骨；骨肉不相亲，即肉濡而却；肉濡而却，故齿长而枯，发无润泽；无润泽者，骨先死。戊日笃，己日死。

足太阴气绝，则脉不营其口唇。口唇者，肌肉之本也。脉不营，则肌肉不滑泽；肌肉不滑泽，则肉满；肉满则唇反；唇反则肉先死。甲日笃，乙日死。

足厥阴气绝，即筋缩引卵与舌卷。厥阴者，肝脉也。肝者，筋之合也。筋者，聚于阴器而络于舌本，故脉不营则筋缩急；筋缩急即引卵与舌，故舌卷卵缩，此筋先死。庚日笃，辛日死。

手太阴气绝，即皮毛焦。太阴者，肺脉也，行气温于皮毛者也。气弗营，则皮毛焦；皮毛焦，则津液去；津液去，即皮节伤；皮节伤，则皮枯毛折；毛折者，则毛先死。丙日笃，丁日死。

手少阴气绝，则脉不通；脉不通，则血不流；血不流，则色泽去，故面色黑如黧，此血先死。壬日笃，癸日死。

三阴气俱绝者，则目眩转目瞑。目瞑者，为失志；失志者，则志先死。死，即目瞑也。

六阳气俱绝者，则阴与阳相离，阴阳相离，则腠理泄，绝汗乃出，大如贯珠，转出不流，即气先死。旦占夕死，夕占旦死。

诗青译文 ❀

问：

手足三阴三阳经，脉气竭绝是何证？测知预后好与坏，可否依据断病情？

答：

足少阴肾脉气绝，骨痿枯槁肾气缺。足少阴肾冬藏脉，万物蛰伏冬季来，不宜泄露与耗亏。深伏温养人骨髓，若是肾气无温养，肌肉不附在骨上。骨肉分离不相亲，肌肉松软萎缩真。若是肉软又萎缩，此时骨气就外脱，牙齿看似稍微长，并且表现是枯色，头发失润与光泽。骨已先死征象多。此病戊日趋严重，死亡之时己日逢。

足太阴脾脉气绝，脾窍口唇营养缺。脾主肌肉荣在唇，口唇色泽好坏分，肌肉荣枯目测真。若是营养难输布，肌肉难以来滑润。肉胀而成皮肤紧。此时口唇向外翻，肉已先死征象现。此病甲日趋严重，死亡之时乙日逢。足厥阴肝脉气绝，此时人筋在收缩，睾丸上缩与卷舌。

足厥阴经属肝脉，肝脏外合于筋在，肝经各经之经筋，会聚生殖器上来，联络舌根上经脉。气绝营养难得到，筋缩挛急人亦恼，睾丸与舌同卷缩，筋已先死死不遥。此病庚日趋严重，死亡之时辛日逢。

手太阴肺脉气绝，肌表皮毛为焦枯。手太阴肺主身气，运行精气润毛肤。若是肺气为不足，不运精气不输布，皮毛就会有焦枯，丧失津液在皮肤，皮肤关节受伤损，折断脱落毫毛根，毫毛先死征象临，此病丙日趋严重，死亡之时丁日逢。

手少阴心脉气绝，血脉运行不畅通，血脉不能全身行，肤色失去光泽中，面色黑黄如黧样，血已先死之征象。此病壬日趋严重，死亡之时癸日逢。

手足三阴脉气绝，眼花物旋人晕眩，眼睛闭起才好转。神志已经先丧失。死到临头无期盼。

六腑阳经脉气绝，阴阳分离两相别，皮肤毛孔实难固，此时精气会外泄。出汗大如连串珠，凝滞不流在皮肤，气已先死征象出。早晨发现此现象，可以断定当夜亡；夜间发现此现象，可以断定次晨亡。

原 文

二十五难曰：有十二经，五脏六腑十一耳，其一经者，何等经也？

然：一经者，手少阴与心主别脉也。心主与三焦为表里，俱有名而无形，故言经有十二也。

诗青译文

问：

十二经脉人体位，五脏六腑相匹配，五脏六腑十一个，多余一经是为何，联系何脏请说说？

答：

先来说说这条经，手厥阴心包络经，此与手少阳三焦，两者互为里和表，两者皆是只有名，没有固定象与形，所以加上心包络，总共才为十二经。

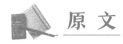 **原 文**

二十六难曰：经有十二，络有十五，余三络者，是何等络也？

然：有阳络，有阴络，有脾之大络。阳络者，阳跷之络也。阴络者，阴跷之络也。故络有十五焉。

诗青译文

问：

经脉十二络十五，十二经脉有络处，其余三络何连属？

答：

另有阳络和阴络，还有内连脾大络。阳络阳跷络脉属，阴络阴跷络脉属，所以共有络十五。

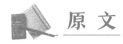 **原 文**

二十七难曰：脉有奇经八脉者，不拘于十二经，何也？

然：有阳维，有阴维，有阳跷，有阴跷，有冲，有督，有任，有带之脉。凡此八脉者，皆不拘于经，故曰奇经八脉也。

经有十二，络有十五，凡二十七，气相随上下，何独不拘于经也？

然：圣人图设沟渠，通利水道，以备不然。天雨降下，沟渠溢满，当此之时，滂沛妄行，圣人不能复图也。此络脉满溢，诸经不能复拘也。

诗青译文

问：

奇经八脉在经脉，十二正经管不来，如何解释才明白？

答：

整个经络系统中，阳维阴维与阳跷，阴跷冲脉与督脉，还有任脉和带脉。八脉分布异常脉，各自别道而奇行，不受约束十二经，奇经八脉是为名。

十二经脉十五络，经络脉气在其间，相互随从在人体，上下循环而周转，奇经八脉独自行，不受经络来约束，是何原因说清楚？

答：

古代圣人设渠沟，通畅水路使水流，防备不测为缘由，若是天空多降雨，雨水充溢又盈满。雨水再多易决堤，再来堵水外流难。络脉气血若盈满，溢出正道别道行。奇经八脉蓄气血，环运不拘经脉中。

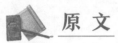

原 文

二十八难曰：其奇经八脉者，既不拘于十二经，皆何起何继也？

然：督脉者，起于下极之俞，并于脊里，上至风府，入属于脑。任脉者，起于中极之下，以上毛际，循腹里，上关元，至咽喉。冲脉者，起于气冲，并足阳明之经，夹脐上行，至胸中而散也。带脉者，起于季胁，回身一周。阳跷脉者，起于跟中，循外踝上行，入风池。阴跷脉者，亦起于跟中，循内踝上行，至咽喉，交贯冲脉。阳维、阴维者，维络于身，溢蓄不能环流灌溉诸经者也，故阳维起于诸阳会也，阴维起于诸阴交也。

比于圣人图设沟渠，沟渠满溢，流于深湖，故圣人不能拘通也。而人脉隆盛，入于八脉而不环周，故十二经亦有不能拘之。其受邪气，蓄则肿热，砭射之也。

诗青译文

问：

奇经八脉已经说，十二正经管不得，循行又是何处起，循行又是何处过？

答：

督脉尾闾骨端起，长强穴下会阴部，脊柱里面再顺沿，直上枕部在下处，风府穴位进脑部。任脉中极穴下起，会阴向上阴毛部，腹腔上经关元穴，顺前正中线到处。冲脉气冲穴位起，并行足阳明胃经，上行挟脐在两侧，到达胸部分散中。带脉胸侧胁下起，环绕腰部为一周，腰带一样记心头。阳跷脉为足跟起，足外大腿外上行，项上之处风池中。阴跷脉亦足跟起，足内大腿内上行，咽喉冲脉会贯通。阳维阴维何表现，表里脉象相互联。蓄积盈满之气血，不随十二经循环，而是灌溉各经脉，阳维阳经会处起，阴维阴经会处来。

再说奇经十二经，区别在于各功能，譬如圣人建沟渠，为使水流而畅通，当有水量盛满时，流入深海湖泊中，自然趋势有规律，所以圣人要顺从，水有满溢亦旁行。经脉脉气若丰盛，汇入奇经八脉中，不循经脉环运行，所以才说十二经，好似脉气已丰盛，又似沟渠满溢水，流入深湖为等同。若是八脉受邪袭，郁而不解内蓄积，便会发生肿与热，当用砭石来刺之，放血疏泄亦可以。

原　文

二十九难曰：奇经之为病，何如？

然：阳维维于阳，阴维维于阴，阴阳不能自相维，则怅然失志，溶溶不能自收持。阳维为病苦寒热，阴维为病若心痛。阴跷为病，阳缓而阴急，阳跷为病，阴缓而阳急。冲之为病，逆气而里急。督之为病，脊强而厥。任之为病，其内苦结，男子为七疝，妇子为瘕聚。带之为病，腹满，腰溶溶若坐水中。此奇经八脉之为病也。

诗青译文

问：

奇经八脉有病变，症状如何你谈谈？

答：

阳维维系属阳脉；阴维维系属阴脉。若是不能相维系，精神恍惚必定来，人无意志倦乏力，动作控制不由己。若是阳维独病变，怕冷发热证候现；若是阴维独病变，心痛病证则常患。若是阴跷生病变，属阳外侧有弛缓，属阴内侧拘急现。若是阳跷生病变，属阴内侧有弛缓，属阳外侧拘急现。若是冲脉生病变，气逆上冲会出现，腹内胀急不舒坦。若是督脉生病变，脊柱强直会出现，昏厥之象甚出现。若是任脉生病变，脉气凝滞腹内现，急结不爽为常感，男子可生七疝气，女子可生瘕瘕聚。若是带脉生病变。腰部无力腹胀满，好像坐在冷水边。奇经八脉病说全。

难　经

论　脏　腑

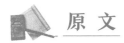

原 文

三十难曰：营气之行，常与卫气相随不？

然：经言人受气于谷。谷入于胃，乃传与五脏六腑，五脏六腑皆受于气。其清者为营，浊者为卫，营行脉中，卫行脉外，营周不息，五十而复大会。阴阳相贯，如环之无端，故知营卫相随也。

诗青译文

问：

营气若是运行时，卫气配合来周转？

答：

古有医经曾有说，人体禀受之精气，源于饮食化精微，当有饮食进入胃，通过消化和吸收，精微分传脏与腑，得到供应营养物。其中为清是营气，其中为浊是卫气，卫气运转于脉外，营气流行在脉里，周身不息而运营，一日一夜各循行，五十周次后汇总，阴阳表里与内外，运行互相来交融，好象圆环无端止，营气卫气配合行。

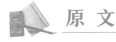

原 文

三十一难曰：三焦者，何禀何生？何始何终？其治常在何许？可晓以不？

然：三焦者，水谷之道路，气之所终始也。上焦者，在心下，下膈，在胃上口，主内而不出。其治在膻中，玉堂下一寸六分，直两乳间陷者是。中焦者，在胃中脘，不上不下，主腐熟水谷。其治在脐旁。下焦者，当膀胱上口，主分别清浊，主出而不内，以传道也。其治在脐下一寸，故名曰三焦，其府在气街。

诗青译文

问：

三焦因何而生成？何处开始何处终？施治何处来取穴？详细情况你说明？

答：

三焦饮食出运路，气化起始终末处。上焦心区在下面，下到横膈膜一段，胃之上口起始点；若是纳入难排出，治疗主穴膻中处，任脉玉堂穴下部，寸六乳间凹陷处，便是膻中穴位部。中焦位置胃中脘，不上不下在中间；功能消化饮食忙，治疗主穴脐两旁。下焦位置在脐下，膀胱上口要记住；功能主要别清浊，专主排出不纳入，传导饮食物糟粕；主穴脐下一寸处。上中下部合起来，三焦气街为其府。

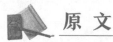

原 文

三十二难曰：五脏俱等，而心肺独在膈上者，何也？

然：心者血，肺者气。血为荣，气为卫，相随上下，谓之荣卫。通行经络，营周于外，故令心肺在膈上也。

诗青译文

问：

既然五脏皆相等，为何心肺横膈上？

答：

血液循环心来主，周身之气肺来主，气之功能是卫外，血为营养全身物，两者相随上下转，称为荣卫不能闲。分别通行经络里，周游全身体表间，共同保卫和营养，心肺皆在横膈上。

原 文

三十三难曰：肝青象木，肺白象金。肝得水而沉，木得水而浮；肺得水而浮，金得水而沉。其意何也？

然：肝者，非为纯木也，乙角也，庚之柔。大言阴与阳，小言夫与妇。释其微阳，而吸其微阴之气，其意乐金，又行阴道多，故令肝得水而沉也。

肺者，非为纯金也，辛商也，丙之柔。大言阴与阳，小言夫与妇。释其微阴，婚而就火，其意乐火，又行阳道多，故令肺得水而浮也。

34

肺熟而复沉，肝熟而复浮者，何也？
故知辛当归庚，乙当归甲也。

诗青译文 ✿

问：

肝主青色五行木，肺主白色五行金。肝脏入水则下沉，木在水里却上浮；金属入水却下沉，肺脏入水则上浮。此是为何说清楚？

答：

肝脏不纯五行木，十天干中阴乙木，五音之中角音属。乙木庚金两相配，庚刚乙便是柔媚，刚柔相济大处说，阴阳互根为结果，刚柔相济小处说，就是夫妇相配合。乙木阳始春木初，庚金阴始秋金初，若是乙庚相合后，乙木消散弱阳气，吸收庚金弱阴气，其性从金转金性。又因金为旺在秋。秋后昼短夜更长，所行阴道较多量，阴为属性是向下，肝脏在水就沉下。

肺脏不纯五行金，十天干中阴辛金，五音之中属商音。辛金丙火两相配，丙刚辛便是柔媚，刚柔相济大处说，阴阳互根互结果，刚柔相济大处说，就是夫妇相配合。辛金相应为秋令，阴气尚微阳较盛，若是消散弱阴气，婚配丙火以为妻，其性从火转火性。又因火为旺于夏，夏季昼长夜短加，所行阳道比较多，阳为属性是向上，肺脏在水会浮上。

肺热之时复下沉，肝热之时复上浮，是何道理说清楚？

因为阴阳有分离，各返其本按原质。此间道理亦可知，辛金当归于庚金，恢复下沉之本性；乙木当归于甲木，恢复上浮之本性。

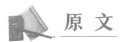 ## 原 文

三十四难曰：五脏各有声、色、臭、味、液，皆可晓知以不？

然：《十变》言肝色青，其臭臊，其味酸，其声呼，其液泣；心色赤，其臭焦，其味苦，其声言，其液汗；脾色黄，其臭香，其味甘，其声歌，其液涎；肺色白，其臭腥，其味辛，其声哭，其液涕；肾色黑，其臭腐，其味咸，其声呻，其液唾。是五脏声、色、臭、味、液也。

五脏有七神，各何所藏耶?

然:脏者,人之神气所舍藏也。故肝藏魂,肺藏魄,心藏神,脾藏意与智,肾藏精与志也。

诗青译文

问:

五脏各有其所主,声音颜色臭液味,具体内容讲清楚?

答:

古有《十变》曾经说:肝脏所主为青色,五气之中臊气膻,五味之中酸入肝,病时发音为呼叫,化生泪液要记牢。心脏所主色为赤,五气之中属焦气,五味之中苦入心,笑声为其病发音;化生汗液记在心。脾脏所主色为黄,五气之中属气香,五味之中甜入脾,病时发音为歌唱,化生涎液记心上。肺脏所主色为白,五气之中腥气来,五味之中辛入肺,病时发音为哭泣,化生液涕要牢记。肾脏所主色为黑,五气之中属腐气,五味之中咸入肾,病时发音为呻吟,化生唾液记在心。

问:

五脏各藏神七种,请你详细来说明?

答:

脏是神气藏处所,精神活动神主宰。所以五脏有所藏,肝脏藏魂肺藏魄,心脏藏神脾藏意,肾脏藏精还有志。

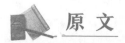 ## 原 文

三十五难曰:五脏各有所,腑皆相近,而心、肺独去大肠、小肠远者,何也?

然:经言心荣肺卫,通行阳气,故居在上;大肠、小肠传阴气而下,故居在下。所以相去而远也。

又诸腑者,皆阳也,清净之处。今大肠、小肠、胃与膀胱,皆受不净,其意何也?

然:诸腑者,谓是非也。经言:小肠者,受盛之腑也;大肠者,传泻行道之腑也;胆者,清净之腑也;胃者,水谷之腑也;膀胱者,津液之

腑也。一腑犹无两名，故知非也。小肠者，心之腑；大肠者，肺之腑；胆者，肝之腑；胃者，脾之腑；膀胱者，肾之腑。小肠谓赤肠，大肠谓白肠，胆者谓青肠，胃者谓黄肠，膀胱者谓黑肠。下焦之所治也。

诗青译文

问：

五脏各有一定位，相合之腑较接近。心肺距离其相合，小肠大肠较为远，是何道理你谈谈？

答：

古有医经曾有说：心脏功能主营血，肺脏功能主卫气，两者皆能通阳气，所以位于膈上面。两肠将阴传下去，所以位于膈下面，距离较远不出奇。

问：

若按阳清与阴浊，所有腑器皆属阳，清净所在没商量，两肠传送人秽浑，受纳有胃与膀胱，怎样解释你说明？

答：

各腑虽是属于阳，清净所在待商量。医经上面曾有说：小肠接受在胃中，水谷之腑已腐熟；大肠输送糟与粕，排泄粪便在此处；胆是清净不浊腑；胃是受纳消化腑；膀胱蓄藏水液腑。根据性质和功能，应该没有两名称，脏腑表里关系说，小肠配合心脏腑，大肠配合肺脏腑，胆是配合肝脏腑，胃是配合脾脏腑，膀胱配合肾脏腑。每脏各有所主色，相配之腑亦此色。所以心主为赤色，小肠被称为赤肠；所以肺主为白色，大肠被称为白肠；所以肝主为青色，胆被称为青色肠；所以脾主为黄色，胃被称为黄色肠；所以肾主为黑色，膀胱被称为黑肠。以上所说这些腑，下焦管理要记住。

原 文

三十六难曰：脏各有一耳，肾独有两者，何也？

然：肾两者，非皆肾也。其左者为肾，右者为命门。命门者，诸神精之所舍，原气之所系也；男子以藏精，女子以系胞。故知肾有一也。

诗青译文

问：

五脏各只有一个，唯独肾是有两个，是何道理你说说？

答：

虽然肾脏有两个，并不完全称为肾，在左一边称为肾，在右一边为命门。维系处所为原气，全身精气在命门，男子蓄藏精与气，女子胎胞来维系，所以肾脏是唯一。

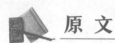

原文

三十七难曰：五脏之气，于何发起，通于何许，可晓以不？

然：五脏者，当上关于九窍也。故肺气通于鼻，鼻和则知香臭矣；肝气通于目，目和则知黑白矣；脾气通于口，口和则知谷味矣；心气通于舌，舌和则知五味矣；肾气通于耳，耳和则知五音矣。五脏不和，则九窍不通；六腑不和，则留结为痈。

邪在六腑，则阳脉不和；阳脉不和，则气留之；气留之，则阳脉盛矣。

邪在五腑，则阴脉不和，阴脉不和，则血留之；血留之，则阴脉盛矣。阴气太盛，则阳气不得相营也，故曰格。阳气太盛，则阴气不得相营也，故曰关。阴阳俱盛，不得相营也，故曰关格。关格者，不得尽其命而死矣。

经言气独行于五脏，不营于六腑者，何也？

然：夫气之所行也，如水之流，不得息也。故阴脉营于五脏，阳脉营于六腑，如环无端，莫知其纪，终而复始，其不覆溢，人气内温于脏腑，外濡于凑理。

诗青译文

问：

人身五脏之精气，分别何处来出发，又是何处为通达？

答：

五脏机能若活动，头面九窍可反映，肺脏精气通鼻窍，若鼻功能是正常，就能辨别臭和香；肝脏精气通眼窍，若眼功能是正常，颜色黑白能细量；脾脏精气通口窍，若口功能是正常，五谷滋味能辨尝；心脏精气通舌窍，若舌功能是正常，辨别五味人不慌；肾脏精气通耳窍，若耳功能为正常，辨别五音此人强。属阴五脏若失常，九窍便会不通畅；属阳六腑若失常，气血留滞在皮肤，郁结而成痈毒伤。

病邪若侵入六腑，属阳经脉定失调，阳脉失调生病变，气行留滞在人表，若是气行难流通，阳气偏盛少不了。

病邪若侵入五脏，属阴经脉定失调，阴脉失调生病变，血行留滞在人里，若是血行难流通，阴气偏盛会显示。若是阴气太旺盛，阳气不能常运行，此时称格为其名；若是阳气太旺盛，阴气不能常运行，此时称关为其名。若是阴阳皆偏盛，表里隔离要记清，阴阳内外皆不运，此时关格为其名。若是人有关格象，寿命不到而早终。

问：

精气只能行五脏，不能营运至六腑，是何道理说清楚？

体内精气来运行，像水一样而流动，没有一刻能停止，阴脉精气五脏营，阳脉精气营六腑。二者内外相贯通，圆环一样无起点，流动次数难算明，终而复始有循环，不与水样泛溢行。内外精气在人体，传递无处不相通，在内温养人脏腑，在外濡润肌肤中。

 ## 原　文

三十八难曰：脏唯有五，腑独有六者，何也？

然：所以腑有六者，谓三焦也。有原气之别焉，主持诸气，有名而无形，其经属手少阳。此外腑也，故言腑有六焉。

诗青译文

问：

腑脏两者相结合，脏五腑六是为何？

答：

腑之所以有六个，六腑之一有三焦。主司人体之气化，又送元气全身到，三焦名称虽然有，实体形状见不着，三焦经脉手少阳。通行元气三焦强，三焦具有腑特性，但是无关人五脏，五脏合外一个腑；三焦加上五个腑，腑有六个此为出。

 原文

三十九难曰：经言腑有五，脏有六者，何也？

然：六腑者，正有五腑也。五脏亦有六脏者，谓肾有两脏也。其左为肾，右为命门。命门者，精神之所舍也；男子以藏精，女子以系胞，其气与肾通，故言脏有六也。

腑有五者，何也？

然：五脏各一腑，三焦亦是一腑，然不属于五脏，故言腑有五焉。

诗青译文

问：

属腑器官有五个，属脏器官却六个，是何道理你说说？

答：

所说六腑实五腑。五脏也有叫六脏，肾有两脏左边肾，在右边的是命门，命门精神所居住，男子用以藏精气，女子胞胎用维系，命门在内叫六脏。

问：

六腑为何说五腑？

答：

五脏表里配一腑，三焦虽也称一腑，但是不和五脏配，所以还是有五腑。

 原文

四十难曰：经言肝主色，心主臭，脾主味，肺主声，肾主液。鼻者，肺之候，而反知香臭；耳者，肾之候，而反闻声，其意何也？

然：肺者，西方金也，金生于巳，巳者南方火，火者心，心主臭，故令鼻知香臭；肾者，北方水也，水生于申，申者西方金，金者肺，肺主声，故令耳闻声。

诗青译文

问：

医经之上曾经说，肝脏视为五色主，心脏臭为五气主，脾脏辨为五味主，肺脏发为五声主，肾津液为濡润主。鼻为肺窍之外候，肺主声音闻香臭；耳是肾窍之外候，肾主津液闻声音。请你说明其缘由？

答：

肺属西方是为金，五行相生规律循，金生于火南方巳，心属为火心主臭，肺之鼻窍闻香臭，肾属北方是为水，五行相生规律循，水生于金西方申，肺属为金肺主声，肾之耳窍闻声音。

原 文

四十一难曰：肝独有两叶，以何应也？

然：肝者，东方木也，木者，春也。万物始生，其尚幼小，意无所亲，去太阴尚近，离太阳不远，犹有两心，故有两叶，亦应木叶也。

诗青译文

问：

唯独肝脏有两叶，此是与何相适应？

答：

肝脏若在五行中，相配东方属于木，春季为木生发气，开始萌动生万物，幼小时期还天真，不懂与物有相亲。气候尚离冬季近，说热未热正逡巡；距离阳盛夏不远，说冷不冷是非间，冬夏之际未冷热，温和滋物为特点。所以肝有叶两片，草木幼苗像侣伴，春季开始一粒种，分裂两叶为相应。

原文

四十二难曰：人肠胃长短，受水谷多少，各几何？

然：胃大一尺五寸，径五寸，长二尺六寸，横屈受水谷三斗五升，其中常留谷二斗，水一斗五升。小肠大二寸半，径八分分之少半，长三丈二尺，受谷二斗四升，水六升三合合之大半。回肠大四寸，径一寸半，长二丈一尺，受谷一斗，水七升半。广肠大八寸，径二寸半，长二尺八寸，受谷九升三合八分合之一。故肠胃凡长五丈八尺四寸，合受水谷八斗七升六合八分合之一。此肠胃长短，受水谷之数也。

肝重四斤四两，左三叶，右四叶，凡七叶，主藏魂。心重十二两，中有七孔三毛，盛精汁三合，主藏神。脾重二斤三两，扁广三寸，长五寸，有散膏半斤，主裹血，温五脏，主藏意。肺重三斤三两，六叶两耳，凡八叶，主藏魄。肾有两枚，重一斤一两，主藏志。胆在肝之短叶间，重三两三铢，盛精汁三合。胃重二斤二两，纡曲屈伸，长二尺六寸，大一尺五寸，径五寸，盛谷二斗，水一斗五升。小肠重二斤十四两，长三丈二尺，广二寸半，径八分分之少半，左回叠积十六曲，盛谷二斗四升，水六升三合合之大半。大肠重二斤十二两，长二丈一尺，广四寸，径一寸，当脐右回十六曲，盛谷一斗，水七升半。膀胱重九两二铢，纵广九寸，盛溺九升九合。口广二寸半，唇至齿，长九分。齿以后至会厌，深三寸半，大容五合。舌重十两，长七寸，广二寸半。咽门重十二两，广二寸半，至胃长一尺六寸。喉咙重十二两，广二寸，长一尺二寸，九节。肛门重十二两，大八寸，径二寸大半，长二尺八寸，受谷九升三合八分合之一。

诗青译文

问：

人体肠胃消化道，受纳饮食有多少？

答：

胃之周长一尺五，胃之直径是半尺，长度二尺又六寸。就拿盘曲容量算，受纳饮食三斗五，其中食物是二斗，再加水液一斗五。小肠周长二寸半，直径八分又一分，还要其中三分一，长为三丈又二尺。受纳二斗又四升，水液六升又三合，三分之二又一合。回肠周长为四寸，回肠直径一寸半，长度二丈又一尺。受纳食物为一斗，受纳水液七升半。广肠周长为八寸，广肠直径二寸半，长度二尺又八寸。受纳食物之糟粕，九升三合又一合，八分之一又一合。所以肠胃总长度，五丈八尺又四寸，受纳饮食数量为，八斗七升又六合，八分之一又一合，肠胃长短是多少，饮食容量要记得。

肝重四斤又四两，肝脏左面有三叶，再加右面四片叶，合计共有七片叶，主要作用是藏魂。心脏重为十二两，七孔三毛在其中，精汁三合来受纳，藏神为其主作用。脾脏重为二斤三，扁阔三寸长五寸，温养五脏聚血液，附有散膏为半斤，主要作用是藏意。肺脏重为三斤三，六叶两耳共八叶，主要作用是藏魄。肾脏两枚一斤一，主要作用是藏志。胆脏重为三两三，长在肝脏短叶间，精汁三合来受纳。胃重是为二斤二，屈伸长度二尺六，周长是为一尺五，直径五寸要记住，受纳食物为二斗，受纳水液一斗五。小肠二斤十四两，长为三丈又二尺，小肠宽为二寸半，直径八分又一分，又一分之三分一，左旋叠积十六曲，受物二斗又四升，水液六升又一合，又一合之三分二。大肠二斤十二两，长为二丈又一尺，直径一寸宽四寸，脐下右旋十六曲，受纳食物为一斗，受纳水液七升半。膀胱九两又二铢，纵宽九寸要记住，容纳小便九升九。口腔宽为二寸半，口唇到齿是九分，牙齿后方至会厌，深度是为三寸半，五合容量记心间。舌重十两长七寸，舌宽是为二寸半。咽门十两为其重，咽门宽为二寸半，咽门至胃之长度，一尺六寸记心间。喉咙重为十二两，长一尺二二寸宽，共有九节记心间。肛门重为十二两，周长八寸记心上，直径二寸又一寸，又一寸之三分二，长为二尺又八寸，受纳九升加三合，又一合之八分一。

原文

四十三难曰：人不食饮，七日而死者，何也？

然：人胃中当有留谷二斗，水一斗五升。故平人日再至圊，一行二升半，一日中五升，七日五七三斗五升，而水谷尽矣。故平人不食饮七日而死者，水谷津液俱尽，即死矣。

诗青译文

问：

人无饮食七日死，请问这是何道理？

答：

胃中常留食二斗，水液一斗又五升。常人每日两大便，每次排量二升半，一天就要排五升，七天三斗又五升，胃中所留渐排空。七天无食人趋亡，饮食津液竭已尽，此时人死无营养

原 文

四十四难曰：七冲门何在？

然：唇为飞门，齿为户门，会厌为吸门，胃为贲门，太仓下口为幽门，大肠、小肠会为阑门，下极为魄门；故曰七冲门也。

诗青译文

问：

七个冲门在人体，何处请你说仔细？

答：

口唇飞门齿户门；气管食管交会处，此处会厌是吸门；胃下幽门胃贲门；两肠交会是阑门；肛门消化最下处，此门名字叫魄门。消化系统七要道，所以叫作七冲门。

原 文

四十五难曰：经言八会者，何也？

然：腑会太仓，脏会季胁，筋会阳陵泉，髓会绝骨，血会膈俞，骨会大杼，脉会太渊，气会三焦，外一筋直两乳内也。热病在内者，取其会之气穴也。

诗青译文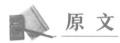

问：

医经所说有八会，究竟何处是其位？

答：

六腑之气聚会处，任脉中脘穴位出；五脏之气聚会处，肝经章门穴位出；全身之筋聚会处，胆经阳陵泉穴出；全身之髓聚会处，胆经绝骨穴位出；全身之血聚会处，膀胱经膈俞穴出；全身之骨聚会处，膀胱经大杼穴出；全身之脉聚会处，肺经太渊穴位出；全身之气聚会处，三焦膜外对两乳，任脉膻中穴位出。热邪引起各病变，会聚穴位上面取。

原 文

四十六难曰：老人卧而不寐，少壮寐而不寤者，何也？

然：经言少壮者，血气盛，肌肉滑，气道通，荣卫之行不失于常，故昼日精，夜不寤也。老人血气衰，肌肉不滑，荣卫之道涩，故昼日不能精，夜不得寐也。故知老人不得寐也。

诗青译文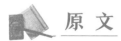

问：

老年卧床难熟睡，少年熟睡人难醒，是何道理你说明？

答：

古有医经曾有说：少壮年人气血盛，肌肉滑利气道通，运行正常营卫气，白天精神好心情，夜间熟睡人难醒。老年气血衰败时，肌肉不但不滑利，营卫通路又涩滞，白天精神不够足，夜里亦会难睡熟。

原 文

四十七难曰：人面独能耐寒者，何也？

然：人头者，诸阳之会也。诸阴脉皆至颈、胸中而还，独诸阳脉皆上至头耳，故令面耐寒也。

诗青译文

问：

人面最能受严寒，是何原因你谈谈？

答：

先来看看人头部，手足阳经聚会处。手足三阴之经脉，大多只会到颈部，胸中回返不上去，手足三阳之经脉，皆要上达头面来，所以面有耐寒力，不怕寒气来刺激。

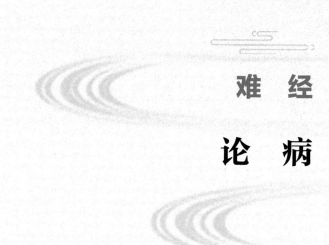

难 经

论 病

原 文

四十八难曰：人有三虚三实，何谓也？

然：有脉之虚实，有病之虚实，有诊之虚实也。脉之虚实者，濡者为虚，紧牢者为实；病之虚实者，出者为虚，入者为实；言者为虚，不言者为实；缓者为虚，急者为实。诊之虚实者，濡者为虚，牢者为实；痒者为虚，痛者为实；外痛内快，为外实内虚；内痛外快，为内实外虚。故曰虚实也。

诗青译文

问：

疾病之中三虚实，是何情况说详细？

答：

所谓人有三虚实，是指脉象有虚实，还有病证有虚实，再加诊候有虚实。先说脉象虚和实，属虚细软而无力，属实坚紧而有力。再说病证虚和实，三个方面说详细：内病传至外属虚，外病传至内属实；久病语常属于虚，暴病不言属于实；进展徐缓慢病虚，骤然发作急病实。最后诊候虚和实，触患柔软属于虚，触患坚牢属于实；感觉有痒属于虚，感觉有痛属于实；若仅外表有疼痛，体内仍感为舒适，属于外实而内虚；若仅体内有疼痛，外表仍感为舒适，属于内实而外虚。此为大纲辨虚实。

原 文

四十九难曰：有正经自病，有五邪所伤，何以别之？

然：忧愁思虑则伤心；形寒饮冷则伤肺；恚怒气逆，上而不下则伤肝；饮食劳倦则伤脾；久坐湿地，强力入水则伤肾。是正经之自病也。

何谓五邪？

然：有中风，有伤暑，有饮食劳倦，有伤寒，有中湿。此之谓五邪。

假令心病，何以知中风得之？

然：其色当赤。

何以言之？

肝主色，自入为青，入心为赤，入脾为黄，入肺为白，入肾为黑。肝为心邪，故知当赤色。其病身热，胁下满痛，其脉浮大而弦。

何以知伤暑得之？

然：当恶臭。

何以言之？

心主臭，自入为焦臭，入脾为香臭，入肝为臊臭，入肾为腐臭，入肺为腥臭。故知心病伤暑得之，当恶臭。其病身热而烦，心痛，其脉浮大而散。

何以知饮食劳倦得之？

然：当喜苦味也。

虚为不欲食，实为欲食。何以言之？

脾主味，入肝为酸，入心为苦，入肺为辛，入肾为咸，自入为甘。故知脾邪入心，为喜苦味也。其病身热而体重，嗜卧，四肢不收，其脉浮大而缓。

何以知伤寒得之？

然：当谵言妄语。

何以言之？

肺主声，入肝为呼，入心为言，入脾为歌，入肾为呻，自入为哭。故知肺邪入心，为谵言妄语也。其病身热，洒洒恶寒，甚则喘咳，其脉浮大而涩。

何以知中湿得之？

然：当喜汗出不可止。

何以言之？

肾主液，入肝为泣，入心为汗，入脾为涎，入肺为涕，自入为唾。故知肾邪入心，为汗出不可止也。其病身热而小腹痛，足胫寒而逆，其脉沉濡而大。此五邪之法也。

诗青译文

问：

有病来自于正经，有病来自五邪中，怎样区别你说明？

49

答：

古有医书曾经说，忧思过度心受伤；食冷受寒肺受伤；发怒之时人激动，气逆上冲肝受伤；饮食不节倦过度，此时会使脾受伤；用力久坐潮湿处，浴水会使肾受伤。此为正经自病况。

问：

何为五邪请说明？

答：

风暑寒湿食劳倦，五邪受伤记心间。

问：

若是心经生病变，风邪伤病怎判断？

答：

患者面部现赤色。

问：

为何会是这样说？

答：

风属于木气于肝，肝木能主为五色，五脏受病从色察。病邪入肝现青色，病邪入心现赤色，病邪入脾现黄色，病邪入肺现白色，病邪入肾则黑色。肝木相通风入心，面部赤色是为真。兼有心病之身热，还有肝病痛胁下。此时心脉属浮大，兼有肝脉弦象加。

问：

若是心经生病变，暑邪伤病怎判断？

答：

患者当厌焦臭恶。

问：

为何会是这样说？

答：

暑属于火气通心，心火能主五味臭，五脏受病从臭察。病邪入心厌焦臭，病邪入脾厌香臭，病邪入肝厌臊臭，病邪入肾厌腐臭，病邪入肺厌腥臭。心经病变若暑伤，厌恶焦臭特征显。心病身热心痛烦，心脉浮大而带散。

问：

若是心经生病变，食倦伤病怎判断？

答：

患者当喜食苦物。属虚不想进食物，属实仍然想进食。

问：

为何会是这样说？

答：

饮食养料全身输，脾脏运化五味主，五脏受病从味察。病邪入肝喜食酸，病邪入心喜食苦，病邪入肾喜食咸，病邪入肺喜食辛，病邪入脾喜食甘。食倦伤脾邪入心，喜食苦味特征存。心病身热可兼见，脾病困重嗜卧懒，四肢不收象出现。心脉浮大记心间，兼有脾脉象为缓。

问：

若是心经生病变，寒邪伤病怎判断？

答：

患者胡言与乱语。

问：

为何会是这样说？

答：

寒邪伤肺主五声，五脏受病从声察。病邪入肝声呼叫，病邪入心语胡言，病邪入脾音歌唱，病邪入肾呻吟声，病邪入肺人哭泣。肺邪入心知伤寒，胡言乱语为特征。心病身热可兼见，肺病怕冷与栗战，甚至咳嗽有气喘。此时心脉属浮大，兼有肺脉涩象加。

问：

若是心经生病变，湿邪伤病怎判断？

答：

患者汗出而不止。

问：

为何会是这样说？

答：

湿邪伤肾主五液，五脏受病水液察。病邪入肝生泪液，病邪入心汗液化，病邪入脾生涎液，病邪入肺涕液化，病邪入肾生唾液。肾邪入心伤于湿，患有汗出不可止。心病身热可兼见，病少腹疼痛现，人有逆冷足胫寒。此时肾脉为沉濡，心脉大象兼有属。以上所述做诊察，五邪伤病为大法。

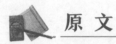 **原 文**

五十难曰：病有虚邪，有实邪，有贼邪，有微邪，有正邪，何以别之？

然：从后来者为虚邪，从前来者为实邪，从所不胜来者为贼邪，从所胜来者为微邪，自病者为正邪。

何以言之？

假令心病，中风得之为虚邪，伤暑得之为正邪，饮食劳倦得之为实邪，伤寒得之为微邪，中湿得之为贼邪。

诗青译文

问：

侵袭人体致病邪，虚邪实邪和贼邪，还有微邪与正邪，应该怎样来区别？

答：

所属五行每一脏，相克相生各互相。病邪属母方面来，侵犯属子那一脏，称为虚邪记心上；病邪属子方面来，侵犯属母那一脏，称为实邪记心上；病邪相克方面来，侵犯被克那一脏，称为贼邪记心上；病邪被克方面来，侵犯相克那一脏，称为微邪记心上；本脉若受同属性，病邪侵犯而致病，此时正邪为其名。

问：

为何会是这样说？

答：

属火心脉病为例，心被风邪所伤病，此时虚邪为其名；心被暑邪所伤病，此时正邪为其名；心被饮倦所伤病，此时实邪为其名；心被寒邪所伤病，此时微邪为其名；心被湿邪所伤病，此时贼邪为其名。

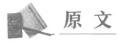 **原 文**

五十一难曰：病有欲得温者，有欲得寒者，有欲得见人者，有不欲得见人者，而各不同，病在何脏腑也？

然：病欲得寒，而欲见人者，病在腑也；病欲得温，而不欲见人者，病在脏也。

何以言之？

腑者阳也，阳病欲得寒，又欲见人；脏者，阴也，阴病欲得温，又欲闭户独处，恶闻人声。故以别知脏腑之病也。

诗青译文

问：

有人愿意得温暖，有人愿意得凉寒；亦有愿意见到人，还有不愿人相见。各有愿望不相同，此是何种脏腑病？

答：

愿得寒凉愿见人，此是属于腑之病；愿得温暖羞见人，此是属于脏之病。

问：

此间道理是为何？

答：

六腑属阳阳病热，愿得寒凉愿见客；五脏属阴阴病寒，愿意闭门得温暖，怕听旁人有声音，单独住在屋里面。依据上述若分清，能辨脏腑所属病。

 原 文

五十二难曰：脏腑发病，根本等不？

然：不等也。其不等奈何？然：脏病者，止而不移，其病不离其处；腑病者，仿佛贲响，上下行流，居处无常。故以此知脏腑根本不同也。

诗青译文

问：

脏腑病变若发生，是否两者为相同？

答：

两者本质有不同。

问：

区别何处请说明？

答：

脏病不移多为静，患部不会有变动；腑病似有若无气，作响上下来流行，病之所在不固定。依情可知脏腑病，两者根本不相同。

 # 原 文

五十三难曰：经言七传者死，间脏者生，何谓也？

然：七传者，传其所胜也。间脏者，传其子也。

何以言之？

假令心病传肺，肺传肝，肝传脾，脾传肾，肾传心，一脏不再伤，故言七传者死也。假令心病传脾，脾传肺，肺传肾，肾传肝，肝传心，是母子相传，竟而复始，如环无端，故曰生也。

诗青译文

问：

古有医书曾经说：间隔一脏相传生，间隔七脏相传死，此间道理请说明？

答：

所谓隔七来相传，所属五行十天干，每隔七位克脏传；所谓隔一来相传，母子相生与相关，母脏传至子脏连。

问：

请问这是为什么？

答：

若是属火心有病，心脏传变到肺脏，再由肺脏传肝脏，肝脏传变到脾脏，脾脏传变到肾脏，肾脏传变到心脏，心脏传变到肺脏，肺脏已受心传变，不能再次受损伤，所以隔七相克传，预后多属不为良。若是心脏有疾病，从而传变到脾脏，脾脏传变到肺脏，肺脏传变到肾脏，肾脏传变到肝脏，肝脏传变到心脏，母子相生次传变，最后复回始相传，周而复始像圆环，不停运行无止端，预后良好此传变。

原　文

五十四难曰：脏病难治，腑病易治，何谓也？

然：脏病所以难治者，传其所胜也；腑病易治者，传其子也。与七传、间脏同法也。

诗青译文

问：

脏病难治腑病易，请问这是何道理？

答：

五脏治病所以难，所克一脏要传变；六腑治病所以易，母子相生有关系，母腑传变到子腑。隔七相克如前述，间隔一脏为传变，同一法则记心间。

原　文

五十五难曰：病有积、有聚，何以别之？

然：积者，阴气也；聚者，阳气也。故阴沉而伏，阳浮而动。气之所积，名曰积；气之所聚，名曰聚。故积者，五脏所生；聚者，六腑所成也。积者，阴气也，其始发有常处，其痛不离其部，上下有所终始，左右有所穷处；聚者，阳气也，其始发无根本，上下无所留止，其痛无常处，谓之聚。故以是别知积聚也。

诗青译文

问：

积聚疾病若发生，究竟怎样来分清？

答：

积是属于阴气病，聚是属于阳气病。阴病特征沉而伏，阳病特征浮而动。有形阴气所积蓄，此时生病名为积；无形阳气所集聚，此时生病名为聚。积病属阴五脏生，聚病属阳六腑成。积属五脏阴气病，始发处所为固定，患部范围疼不移，形态上下有起止，左右边缘亦如是。聚属六腑阳气病，始发处所无固定，疼痛部位上下行。通过以上之症状，可分积聚两病证。

 # 原　文

五十六难曰：五脏之积，各有名乎？以何月、何日得之？

然：肝之积，名曰肥气，在左胁下，如覆杯，有头足。久不愈，令人发咳逆，痎疟，连岁不已。以季夏戊己日得之。何以言之？肺病传于肝，肝当传脾，脾季夏适王，王者不受邪，肝复欲还肺，肺不肯受，故留结为积，故知肥气以季夏戊己日得之。

心之积，名曰伏梁，起脐上，大如臂，上至心下。久不愈，令人病烦心。以秋庚辛日得之。何以言之？肾病传心，心当传肺，肺以秋适王，王者不受邪，心复欲还肾，肾不肯受，故留结为积。故知伏梁以秋庚辛日得之。

脾之积，名曰痞气，在胃脘，覆大如盘。久不愈，令人四肢不收，发黄疸，饮食不为肌肤。以冬壬癸日得之。何以言之？肝病传脾，脾当传肾，肾以冬适王，王者不受邪，脾复欲还肝，肝不肯受，故留结为积。故知痞气以冬壬癸日得之。

肺之积，名曰息贲，在右胁下，覆大如杯。久不已，令人洒淅寒热，喘咳，发肺壅。以春甲乙日得之。何以言之？心病传肺，肺当传肝，肝以春适王，王者不受邪，肺复欲还心，心不肯受，故留结为积。故知息贲以春甲乙日得之。

肾之积，名曰贲豚，发于少腹，上至心下，若豚状，或上或下无时。久不已，令人喘逆，骨痿，少气。以夏丙丁日得之。何以言之？脾病传肾，肾当传心，心以夏适王，王者不受邪，肾复欲还脾，脾不肯受，故留结为积。故知贲豚以夏丙丁日得之。此五积之要法也。

诗青译文

问：

五脏积病各有名？何时得病讲来听？

答：

肝脏积病名肥气，左胁之下肿块突，形如杯样有覆盖，上下好像如头足。日久不愈咳气逆，类似寒热为疟疾，连年累月愈不易，得病季夏戊己日。若问为何这样说？因为肺脏有病邪，由肺传变到肝脏，肝脏应传到脾脏，脾土季夏为当旺，当旺之时难受邪，肝病不能传于脾，仍欲传回于肺脏，肺脏不肯来接受，郁结肝脏有滞留，成为积病此缘由。何时得病为肥气，季夏属土戊己日。

心脏积病名伏梁，起于脐部在上方，突起形状如手臂，心胸下部位达上。日久不愈人心烦，秋天庚辛日得间。若问为何这样说？因为肾脏有病邪，由肾传变到心脏，心脏应传到肺脏，肺金秋天为当旺，当旺之时难受邪，心病不能传于肺，仍欲传回于肾脏，肾脏不肯来接受，郁结心脏有滞留，成为积病此缘由。何时得病为伏梁，秋金庚辛日正忙。

脾脏积病名痞气，胃脘部位肿块突，形如盘样有盖覆。日久不愈肢不收，发为黄疸为缘由，食养不收瘦肌肉，得病冬天壬癸日。若问为何这样说？因为肝脏有病邪，由肝传变到脾脏，脾脏应传到肾脏，肾脏冬天为当旺，当旺之时难受邪，脾病不能传于肾，仍欲传回于肝脏，肝脏不肯来接受，郁结脾脏有滞留，何时得病为痞气，冬天属水壬癸日。

肺脏积病名息贲，右胁以下硬块突，形如杯样有盖覆。日久不愈冷发热，气喘咳嗽此时多，严重肺痈来做客，得病春天甲乙日。若问为何这样说？因为心脏有病邪，由心传变到肺脏，肺脏应传到肝脏，肝木春天为当旺，当旺之时难受邪，肺病不能传于肝，仍欲传回于心脏，心脏不肯来接受，郁结肺脏有滞留。

肾脏积病名贲豚，春天属木甲乙日。少腹部位肿块凸，上达下方心胸部，形如奔突惊后猪，或上或下定时无。日久不愈喘上逆，气短骨瘘不行足，得病夏天丙丁日。若问为何这样说？脾病传变到肾脏，肾脏应传到心脏，心火夏天为当旺，当旺之时难受邪，肾病不能传于心，仍欲传回于脾脏，脾脏不肯来接受，郁结肾脏有滞留。何时得病为贲豚，夏天属火丙丁日。综合以上几点说，五脏积病做法则。

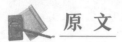

原 文

五十七难曰：泄凡有几？皆有名不？

然：泄凡有五，其名不同。有胃泄，有脾泄，有大肠泄，有小肠泄，有大瘕泄，名曰后重。胃泄者，饮食不化，色黄。脾泄者，腹胀满，泄注，食即呕吐逆。大肠泄者，食已窘迫，大便色白，肠鸣切痛。小肠泄者，溲而便脓血，少腹痛。大瘕泄者，里急后重，数至圊而不能便，茎中痛。此五泄之要法也。

诗青译文

问：

泄泻病证有几种？是否各自有名称？

答：

泄泻一般有五种，名称亦是各不同，胃泄脾泄大肠泄，小肠大瘕泄后重。胃泄症状食不化，泄物颜色常为黄。脾泄症状胀满腹，水注一样泻物出，进食反逆与呕吐。大肠泄证第三说，食后腹部感急迫，大便颜色为发白，肠中鸣响时时来，刀切样痛常常在。小肠泄证第四说，两便皆会带血脓，还有少腹亦疼痛。大瘕泄证第五说，肛门重坠便急迫，不排大便屡登厕，阴茎疼痛亦为多。此为五泄有法则。

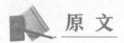

原 文

五十八难曰：伤寒有几？其脉有变不？

然：伤寒有五，有中风，有伤寒，有湿温，有热病，有温病，其所苦各不同。中风之脉，阳浮而滑，阴濡而弱；湿温之脉，阳濡而弱，阴小而急；伤寒之脉，阴阳俱盛而紧涩；热病之脉，阴阳俱浮，浮之而滑，沉之散涩；温病之脉，行在诸经，不知何经之动也，各随其经所在而取之。

伤寒有汗出而愈，下之而死者；有汗出而死，下之而愈者，何也？

然：阳虚阴盛，汗出而愈，下之即死；阳盛阴虚，汗出而死，下之而愈。

寒热之病，候之如何也？

然：皮寒热者，皮不可近席，毛发焦，鼻槁，不得汗；肌寒热者，皮肤痛，唇舌槁，无汗；骨寒热者，病无所安，汗注不休，齿本槁痛。

诗青译文

问：

请问寒病有几种？脉象症状何不同？

答：

伤寒病证有五种，中风伤寒和湿温，还有热病与温病，脉象症状各不同。先说中风之脉象，属阳寸部为浮滑，属阴尺部细软弱；再说湿温之脉象，属阳寸部为软弱，属阴尺部细小急；三说伤寒之脉象，阴阳尺寸紧涩强；四说热病之脉象，阴阳尺寸皆浮脉，轻按浮取现滑象，重按沉取又散涩；五说温病之脉象，因病散行于各经，难辨何经有脉动，必须审察随病情，各依病变脉所在，按取其脉象才来。

问：

伤寒疗法有两种，发汗汗出治愈行，若是使用泻下法，死亡则可能造成；发汗人亡亦可能，若是使用泻下法，有时能够被治愈。有何道理在其中？

答：

阳虚阴盛发汗法，汗出之后人轻松；若是此时泻下法，外邪内陷死亡行。阳盛阴虚发汗法，汗出津竭死亡行；若是此时泻下法，患者就会很轻松。

问：

属于寒热之病变，有何证候你谈谈？

答：

寒热在表肤灼热，贴近席面亦不可，毛发零落又焦枯，鼻中干槁汗不出；寒热肌肉肤灼痛，唇舌干枯无汗中；寒热在骨身无适，汗出如注不息止，干枯疼痛在根齿。

59

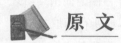 **原 文**

五十九曰：狂癫之病，何以别之？

然：狂疾之始发，少卧而不饥，自高贤也，自辨智也，自倨贵也，妄笑，好歌乐，妄行不休是也，癫疾始发，意不乐，僵仆直视。其脉三部阴阳俱盛是也。

诗青译文

问：

怎样区别癫狂病？

答：

狂病发作病变中，不觉饥饿睡不能，自认尊贵人傲慢，自认贤达慧绝顶；妄乱日夜难休止，时常痴笑唱歌声。癫病发作病变中，闷闷不乐人消沉，两眼直视突卧倒。脉象左右尺关寸，阴阳偏盛记在心。

60

 原 文

六十难曰：头心之病，有厥痛，有真痛，何谓也？

然：手三阳之脉，受风寒，伏留而不去者，则名厥头痛；入连在脑者，名真头痛。其五脏气相干，名厥心痛；其痛甚，但在心，手足清者，即名真心痛。其真心痛者，旦发夕死，夕发旦死。

诗青译文

问：

头部心脏有疾病，时有厥痛时真痛，这是为何请说明？

答：

阳明太阳手少阳，三脉若受风寒凉，病邪伏匿在经脉，伏留随经气逆上，厥头痛名记心上；病邪深入满脑痛，真头痛名记心上。若是病邪侵五脏，逆乱作痛厥心痛；若是绞痛很严重，痛仅在心手脚冷，真心痛名要记清。此病早发晚上亡，晚发次日早晨亡。

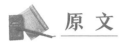 **原 文**

六十一难曰：经言望而知之谓之神，闻而知之谓之圣，问而知之谓之工，切脉而知之谓之巧。何谓也？

然：望而知之者，望见其五色，以知其病。闻而知之者，闻其五音，以别其病。问而知之者，问其所欲五味，以知其病所起所在也。切脉而知之者，诊其寸口，视其虚实，以知其病，病在何脏腑也。经言以外知之曰圣，以内知之曰神，此之谓也。

诗青译文

问：

古有医书曾经说：望诊知病称为神，闻诊知病称为圣，脉诊知病称为巧，问诊知病称为工，如何解释说来听？

答：

通过望诊知病情，观察患者之面容，青赤黄白黑五种，了解病情变化中；通过闻诊知病情，听闻患者发出声，呼言歌哭呻五种，辨别病情性质中；通过问诊知病情，探询患者所喜好，酸苦甘辛咸五种，了解起因部位中；通过脉诊知病情，切诊寸口之脉象，省察脉气虚与实，了解脏腑病发生。医经上又曾说过，根据显现外表证，能察疾病称为圣；外表表现无症状，能察内病神为名。以上寓意此间中。

难 经

论 针 法

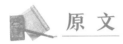

原 文

六十二难曰：脏井荥有五，腑独有六者，何谓也？

然：腑者，阳也。三焦行于诸阳，故置一俞，名曰原。腑有六者，亦与三焦共一气也。

 诗青译文

问：

先知五脏有经脉，井荥输经合五穴，又闻六腑有经脉，每经各有六穴位，其中道理说来听？

答：

六腑经脉皆属阳，三焦之气来运行，六腑阳经各六穴，添置原穴在阳经，亦是每条为阳经，三焦之气皆互通，共为一气要记清。

原 文

六十三难曰：《十变》言五脏六腑荥合，皆以井为始者，何也？

然：井者，东方春也，万物之始生。诸蚑行喘息，蜎飞蠕动，当生之物，莫不以春生。故岁数始于春，日数始于甲，故以井为始也。

诗青译文

问：

古经《十变》曾道来，五脏六腑各经脉，特定腧穴荥与合，皆以井穴为起始，请问这是何道理？

答：

井穴含义蕴生命，比象春天东日升，万物萌芽生长季，蛰伏动物逃寒冬，复苏过后有喘息，虫类飞翔缓慢动。一切生物新气象，时序为春首其冲，十天干中有日数，甲子为始穴春井，腧穴为始与相应。

原文

六十四难曰：《十变》又言阴井木，阳井金；阴荥火，阳荥水；阴俞土，阳俞木；阴经金，阳经火；阴合水，阳合土。阴阳皆不同，其意何也？

然：是刚柔之事也。阴井乙木，阳井庚金。阳井庚，庚者，乙之刚也；阴井乙，乙者庚之柔也。乙为木，故言阴井木也；庚为金，故言阳井金也。余皆仿此。

诗青译文

问：

古经《十变》书又说：阴经井穴属于木，阳经井穴属于金；阴经荥穴属于火，阳经荥穴属于水；阴经输穴属于土，阳经输穴属于木；阴经经穴属于金，阳经经穴属于火；阴经合穴属于水，阳经合穴属于土。阴经阳经各穴中，所属五行皆不同，是何原因你说明？

答：

此为阳刚与阴柔，相互配合为缘由。下面井穴来举例，阴经井穴属乙木，阳经井穴属庚金。阳经井穴配庚金，十天干中阳刚金，庚乙相合乙之刚。阴经井穴配乙木，十天干中阴柔木，乙庚相合庚之柔。因为乙是为阴木，阴经井穴属于木；因为庚是为阳金，阳经井穴属于金。其余各穴之关系，类推模仿就可以。

64

 原文

六十五难曰：经言所出为井，所入为合，其法奈何？

然：所出为井，井者东方春也，万物之始生，故言所出为井也。所入为合，合者北方冬也，阳气入藏，故言所入为合也。

诗青译文

问：

古有医书曾经说：经脉之气出井穴，经脉之气入合穴，取法为何来说说？

答：

所出井穴是为名，比象春天日东升，万物萌芽生长季，脉气流注井穴行，所入合穴是为名，比象冬天北寒冷，阳气闭藏之季节，脉气流注合穴中。

 ## 原 文

六十六难曰：经言肺之原，出于太渊；心之原，出于大陵；肝之原，出于太冲，脾之原，出于太白；肾之原，出于太溪；少阴之原，出于兑骨神门穴也；胆之原，出于丘墟；胃之原，出于冲阳；三焦之原，出于阳池；膀胱之原，出于京骨；大肠之原，出于合谷；小肠之原，出于腕骨。十二经皆以俞为原者，何也？

然：五脏俞者，三焦之所行，气之所留止也。

三焦所行之俞为原者，何也？

然：脐下肾间动气者，人之生命也，十二经之根本也，故名曰原。三焦者，原气之别使也，主通行三气，经历于五脏六腑。原者，三焦之尊号也，故所止辄为原。五脏六腑之有病者，皆取其原也。

诗青译文

问：

古有医经曾有说：手太阴肺穴太渊；手厥阴心穴大陵；足厥阴肝穴太冲；足太阴脾穴太白；足少阴肾穴太溪；手少阴心穴神门；足少阳胆穴丘墟；足阳明胃穴冲阳；少阳三焦穴阳池；太阳膀胱穴京骨；阳明大肠穴合谷；太阳小肠穴腕骨。手足阴阳十二经，皆把输穴作原穴，是何道理说来听？

答：

五脏经脉各输穴，三焦之气来传输，气化活动所出入。

问：

三焦运行之输穴，为何称其为原穴？

答：

脐下肾间有动气，维持生命之动力，根本在于十二经，所以称它为原气。原气别使为三焦，主要沟通和运行，宗营卫气之功能，脏腑气化皆历经，三焦为原是尊称。三焦之气流止穴，一般皆称为原穴。五脏六腑所有病，原穴治疗均可行。

 原 文

六十七难曰：五脏募皆在阴，而俞在阳者，何谓也？

然：阴病行阳，阳病行阴。故令募在阴，俞在阳。

诗青译文

问：

五种脏器有募穴，皆在属阴胸腹部，五种脏器有俞穴，皆在属阳腰背部，是何道理说清楚？

答：

内脏阴经或有病，阳分俞穴气出行；体表阳经或有病，阴分募穴气入行。募穴皆在胸腹部，从阴引阳治阳病；俞穴皆在腰背部，从阳引阴治阴病。

 原 文

六十八难曰：五脏六腑，皆有井、荥、输、经、合，皆何所主？

然：经言所出为井，所流为荥，所注为输，所行为经，所入为合。井主心下满，荥主身热，输主体重节痛，经主喘咳寒热，合主逆气而泄。此五脏六腑井、荥、输、经、合所主病也。

诗青译文

问：

脏腑连属各经脉，井荥输经合穴位，能治何病请道来？

答：

古有医书曾经说：脉气所出为井穴，水流源头井里出；脉气所流为荥穴，小水刚流泉里凸；脉气所注为输穴，水流由浅到深处；脉气所行为经穴，水流通渠为迅速；脉气所入为合穴，百川入海汇合处。荥穴可治身热病，井穴可治积胀满，输穴身困关节疼，经穴可治咳嗽喘，还有发热与怕冷，合穴可治精气厥，还有津液向外泄。

原文

六十九难曰：经言虚者补之，实者泻之，不虚不实，以经取之，何谓也？

然：虚者补其母，实者泻其子，当先补之，然后泻之。不虚不实，以经取之者，是正经自生病，不中他邪也，当自取其经，故言以经取之。

诗青译文

问：

古有医书曾经说：虚证补法实证泻，不实不虚本经穴，如何解释你说说？

答：

五行规律各经穴，相生关系要记得，虚证补其母经穴；实证泻其子经穴。先用补法后用泻。不实不虚本经穴，此为本经自生病，不是其他经病邪，治疗自病经脉主，不必泻子和补母，本经取穴要记住。

原文

七十难曰：春夏刺浅，秋冬刺深者，何谓也？

然：春夏者，阳气在上，人气亦在上，故当浅取之；秋冬者，阳气在下，人气亦在下，故当深取之。

春夏各致一阴，秋冬各致一阳者，何谓也？

然：春夏温，必致一阴者，初下针，沉之至肾肝之部，得气，引持之阴也。秋冬寒，必致一阳者，初内针，浅而浮之至心肺之部，得气，推内之阳也。是谓春夏必致一阴，秋冬必致一阳。

诗青译文

问：

古有医书曾经说：春夏两季宜浅刺，秋冬两季要深刺，此间又是何道理？

答：

春夏阳气上蒸腾，阳气浮现肌肤层，浅表针刺才能行；秋冬阳气下沉伏，阳气匿藏皮肤下，亦在肌肉深厚处，较深针刺效果佳。

问：

春夏各致一阴气，秋冬各致一阳气，此间又是何道理？

答：

春夏温暖阳偏盛，必须引导阴气行，上越养阳方为能，所以开始下针时，深刺肝肾要记住，人体此处为筋骨，待针向下得气后，再将针身提举出，以引阴气阳分处。冬寒凉阴偏盛，必须引导阳气行，下行养阴方为能，所以开始进针时，浅刺心肺要记住，此处血脉与皮肤，待针向下得气后，再将针身来插入，推送阳气阴分处。以阴养阳春夏季，以阳养阴秋冬季。

原文

七十一难曰：经言刺荣无伤卫，刺卫无伤荣，何谓也？

然：针阳者，卧针而刺之；刺阴者，先以左手摄按所针荣俞之处，气散乃内针。是谓刺荣无伤卫，刺卫无伤荣也。

诗青译文

问：

古有医书曾经说：刺营不可伤到卫，刺卫不可伤到营，还要请你说来听?

答:

针刺阳分之卫气,卧针手法来浅刺,以免损伤到营气;针刺阴分之营气,左手先按要刺穴,卫气散开再进针,以免损伤到卫气。刺营不可伤到卫,刺卫不可伤到营。

原文

七十二难曰:经言能知迎随之气,可令调之;调气之方,必在阴阳。何谓也?

然:所谓迎随者,知荣卫之流行,经脉之往来也。随其逆顺而取之,故曰迎随。调气之方,必在阴阳者,知其内外表里,随其阴阳而调之,故曰调气之方,必在阴阳。

诗青译文

问:

古有医经曾有说:迎随脉气之针法,此间道理若懂得,经脉之气能调和。调气方法何为要,在于阴阳两协调,还要请你来明了?

答:

迎随针法若运用,营卫气先了解清,经脉运转有走向,体内分布与流行,随其循行之逆顺,迎其来势而逆取,或随去势而顺取,所以称为迎随名。调气首先调阴阳,认识表里相关系,随其阴阳盛虚象,再想办法来调治。所以调气之方法,阴阳平衡为目的。

原文

七十三难曰:诸井者,肌肉浅薄,气少不足使也,刺之奈何?

然:诸井者,木也;荥者,火也。火者,木之子,当刺井者,以荥泻之。故经言,补者不可以为泻,泻者不可以为补,此之谓也。

诗青译文

问：

井穴肌肉浅薄位，少用泻法经气微，若是使用泻下法，如何针刺才算对？

答：

五脏所属各井穴，五行之中皆属木，荥穴皆是属于火。火是木子木生火，需要针泻井穴时，实则泻子为原则，荥穴施泻要记得。因此古书曾经说：当用补法疗疾病，泻法不可被妄用，当用泻法疗疾病，补法不可被妄用，此间道理已说明。

 原 文

七十四难曰：经言春刺井，夏刺荥，季夏刺输，秋刺经，冬刺合者，何谓也？

然：春刺井者，邪在肝；夏刺荥者，邪在心；季夏刺输者，邪在脾；秋刺经者，邪在肺；冬刺合者，邪在肾。

其肝、心、脾、肺、肾，而系于春、夏、秋、冬者，何也？

然：五脏一病，辄有五也。假令肝病，色青者肝也，臊臭者肝也，喜酸者肝也，喜呼者肝也，喜泣者肝也。其病众多，不可尽言也。四时有数，而并系于春、夏、秋、冬者也。针之要妙，在于秋毫者也。

诗青译文

问：

古有医书曾经说：春天宜刺井穴位，夏天宜刺荥穴位，季夏宜刺输穴位，秋天宜刺经穴位，冬天宜刺合穴位，还要请你来谈谈？

答：

春天宜刺井穴位，因为病邪常在肝；夏天宜刺荥穴位，因为病邪常在心；季夏宜刺输穴位，因为病邪常在脾；秋天宜刺经穴位，因为病邪常在肺；冬天宜刺合穴位，因为病邪常在肾。

问:

心肝脾肺肾五脏,春夏秋冬连四季,应该如何来解释?

答:

五脏之中有病变,相应季节与相连,五色五臭和五味,还有五声与五液,亦有相应之表现。以肝为例来谈谈,肝属于木旺于春,青色臊臭喜食酸,常发呼叫时流泪,有此特征皆病肝。一脏有病尚复杂,五脏有病更叠加,不是一时能说完,四季皆有定时令,时令气候与五行,井荥输经合各穴,五行属性要分清,补泻针法再施行,针刺要妙秋毫中。

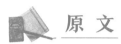 ## 原 文

七十五难曰:经言东方实,西方虚,泻南方,补北方,何谓也?

然:金、木、水、火、土,当更相平。东方木也,西方金也。木欲实,金当平之;火欲实,水当平之;土欲实,木当平之;金欲实,火当平之;水欲实,土当平之。东方肝也,则知肝实;西方肺也,则知肺虚。泻南方火,补北方水。南方火,火者,木之子也;北方水,水者,木之母也。水胜火。子能令母实,母能令子虚,故泻火补水,欲令金不得平木也。经曰:不能治其虚,何问其余,此之谓也。

诗青译文

问:

古有医书曾经说:东方一脏实有余,西方一脏虚不足,南方一脏应该泻,北方一脏应该补,如何解释说清楚?

答:

五行金木水火土,相互协调要记得。西方属金东方木,木偏盛时金来克;火偏盛实水来克;土偏盛实木来克;金偏盛实火来克;水偏盛实土来克。东方属木五行肝,东方脏实证实肝;西方属金五行肺,西方脏虚证虚肺。疗时在南施泻法,疗时在北施补法,南方属火木生火,南方火是东木子;北方属水水生木,北方水是东木母。水能克火补子脏,可使母脏脏气实,泻母一脏子脏减。泻去南方之心火,补足北方之肾水,为疗肝实肺虚证,金不受木侮得平。古有医书曾经说:治虚原则未掌

握，复杂疾病怎治得？

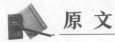

原 文

七十六难曰：何谓补泻？当补之时，何所取气？当泻之时，何所置气？

然：当补之时，从卫取气；当泻之时，从荣置气。其阳气不足，阴气有余，当先补其阳，而后泻其阴；阴气不足，阳气有余，当先补其阴，而后泻其阳。营卫通行，此其要也。

诗青译文

问：

请问补泻是什么？补时何处来取气？泻时何处来放气？

答：

若是当用补法时，营气流注里阴处，此处深刺放气宜。阳气不足阴气余，应先补其阳卫气，然后泻其阴营气；阴气不足阳气余，应先补其阴营气，然后泻其阳卫气，营卫之气正常行，补泻才能达目的。

原 文

七十七难曰：经言上工治未病，中工治已病，何谓也？

然：所谓治未病者，见肝之病，则知肝当传之与脾，故先实其脾气，无令得受肝之邪，故曰治未病焉。中工者，见肝之病，不晓相传，但一心治肝，故曰治已病也。

诗青译文

问：

古有医书曾经说：上工能治未发病，中工能治已发病，如何解释说来听？

答：

先说治疗未发病，例如肝脏病变时，应知肝木克脾土，肝脏病邪会传脾，预先充实脾土气，不致遭受肝邪袭，上工治病未发时。再说治疗已发病，例如肝脏病变时，互传道理不知晓，专治肝病为目的，中工治病已发时。

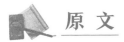

原 文

七十八难曰：针有补泻，何谓也？

然：补泻之法，非必呼吸出内针也。知为针者，信其左；不知为针者，信其右。当刺之时，先以左手压按所针荥、俞之处，弹而努之，爪而下之，其气之来，如动脉之状，顺针而刺之。得气，因推而内之，是谓补，动而伸之，是谓泻。不得气，乃与男外女内；不得气，是谓十死不治也。

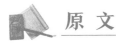

诗青译文

问：

补法泻法来针刺，究竟如何来操作？

答：

其实补泻之针法，呼吸出纳不必法。若是善用针法人，信其押穴之左手，若是不善用针人，信其持针之右手。待到进行针刺时，须先左手压穴位，手指轻弹该皮肤，促使络脉肌肤怒，指甲向下切住穴，若气来到指下时，动脉搏动状显出，顺势将针再刺入，待到针下得气后，将针推进为补法；摇动针身引气出，此为泻法要记住。若是针下不得气，提插男浅女深刺，若是始终不得气，死证难疗要牢记。

原 文

七十九难曰：经言迎而夺之，安得无虚？随而济之，安得无实？虚之与实，若得若失；实之与虚，若有若无，何谓也？

然：迎而夺之者，泻其子也；随而济之者，补其母也。假令心病，泻手心主输，是谓迎而夺之者也；补手心主井，是谓随而济之者也。所谓实之与虚者，牢濡之意也。气来实牢者为得，濡虚者为失，故曰若得若失也。

诗青译文

问：

古有医书曾经说：迎而夺之之泻法，是否邪气实转虚？随而济之之补法，是否正气虚转实？虚证补法充正气，感觉若得若有失；实证泻法祛邪势，感觉若有却又无，如何解释说清楚？

答：

迎而夺之之泻法，按照母子之关系，属子穴位施泻法；随而济之之补法，属母穴位施补法。属火心经若病变，因为火能把土生，手厥阴心包经泻，此为属土穴大陵，迎而夺之为泻法。又因木能把火生，手厥阴心包经补，此为属木穴中冲，随而济之之补法。正邪盛衰针下感，坚紧有力和濡软。当在进行补虚时，针下感觉气来时，坚实有力是得气，当在进行泻实时，针下感觉气来时，濡软穴虚气散失，所以有得若有失。

74

 ## 原 文

八十难曰：经言有见如入，有见如出者，何谓也？

然：所谓有见如入者，谓左手见气来至乃内针，针入见气尽乃出针。是谓有见如入，有见如出也。

诗青译文

问：

古有医书曾经说：有时见到如进入，有所见到如走出，还要请你说清楚？

答：

那就一起来说说，先用左手压其穴，指下脉气来到时，然后将针急刺入；进针针下若气尽，此时就要针拔出。

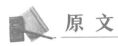

原 文

八十一难曰：经言无实实虚虚，损不足而益有余，是寸口脉耶？将病自有虚实耶？其损益奈何？

然：是病，非谓寸口脉也，谓病自有虚实也。假令肝实而肺虚，肝者木也，肺者金也，金木当更相平，当知金平木。假令肺实而肝虚，微少气，用针不补其肝，而反重实其肺，故曰实实虚虚，损不足而益有余。此者，中工之所害也。

诗青译文

问：

古有医书曾经说：莫对实证用补法，否则邪气更充实；莫对虚证用泻法，否则正气更弱虚。损其虚时而不足，补其实时而有余，此为脉象之虚实？还是疾病之虚实？损害补益说仔细？

答：

此指疾病非脉象，亦指疾病实和虚。若是肝实肺虚病，肝在五行属于木，肺在五行属于金，金木制约相平衡，所以肝实肺虚病，应知克木有作用，补肺克肝法疗行。若是肺实肝虚病，肝木之气已微弱，此刻施行针法时，不去补益肝木虚，反再补益实肺金，此为已实再补法，使其充实更加有，已经虚弱再泻法，使其虚弱损到家，损害其虚而不足，补益其实而有余，中工贻害要记住。

神农本草经

上　经

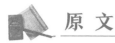 **原 文**

丹砂，味甘微寒。主身体五脏百病，养精神，安魂魄，益气，明目，杀精魅邪恶鬼。久服通神明，不老。能化为汞，生山谷。

诗青译文

丹砂性味甘微寒，五脏百病皆承担，可养精神安魂魄，益气明目亦能兼，杀精魅邪与恶鬼，久服通神不老仙。化身为汞出深山。

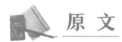 **原 文**

云母，味甘平。主身皮死肌，中风寒热，如在车船上。除邪气，安五脏，益子精，明目。久服轻身延年。一名云珠，一名云华，一名云英，一名云液，一名云沙，一名鳞石。生山谷。

诗青译文

云母性味甘与平，身皮死肌主治行，中风寒热车船如，除邪可使五脏安，能益子精和明目，轻身益寿又延年，珠华英液云沙名，亦有鳞石生于山。

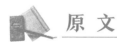 **原 文**

玉泉，味甘平。主五脏百病，柔筋强骨，安魂魄，长肌肉，益气。久服耐寒暑，不饥渴，不老，神仙。人临死服五斤，死三年色不变。一名玉札。生山谷。

诗青译文

玉泉性味平与甘，五脏百病魂魄安，柔筋强骨肌肉长，益气久服耐

暑寒，神仙不老不饥渴。若服五斤临死前，死后三年色不改，又名玉札
生于山。

原 文

石钟乳，味甘温。主咳逆上气，明目益精，安五脏，通百节，利九
窍，下乳汁。生山谷。

诗青译文

石钟乳性味甘温，咳逆上气主治真，安脏明目兼精益，又利九窍百
节通，能下乳汁山谷生。

原 文

涅石（旧作矾石），味酸寒。主寒热，泄利，白沃，阴蚀，恶创，目
痛，坚筋骨齿。炼饵服之，轻身，不老增年。一名羽碣。生山谷。

诗青译文

涅石性味酸与寒，寒热泄利白沃兼，恶创阴蚀和目痛，筋骨与齿亦
能坚，若是炼饵来服用，轻身不老又增年。一名羽涅生于山。

原 文

消石，味苦寒。主五脏积热，胃张闭，涤去蓄结饮食，推陈致新，除
邪气。炼之如膏，久服轻身。一名芒硝。生山谷。

诗青译文

消石性味苦与寒，五脏积热胃胀闭，蓄结饮食能涤去，推陈致新除
邪气，久服轻身炼如膏，一名芒硝生山里。

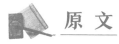 **原 文**

朴消,味苦寒。主百病,除寒热邪气,逐六腑积聚,结固留癖。能化七十二种石。炼饵服之,轻身神仙。生山谷。

诗青译文

朴消味苦寒无毒,百病寒热邪气除,可逐六腑有积聚,亦有留癖因结固,七十二种石可化,轻身神仙炼饵服,平时只见在山谷。

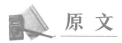 **原 文**

滑石,味甘寒。主身热,泄澼,女子乳难,癃闭。利小便,荡胃中积聚寒热,益精气。久服轻身,耐饥长年。生山谷。

诗青译文

滑石性味甘与寒,身热泄澼若等闲,女子乳难与癃闭,亦有主治利小便,荡胃积聚有寒热,能益精气记心间,久服轻身又耐饥,长年生长在深山。

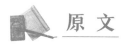 **原 文**

石胆,味酸寒。主明目,目痛,金创,诸痫痉,女子阴蚀痛,石淋,寒热,崩中下血,诸邪毒气,令人有子。炼饵服之,不老,久服,增寿神仙。能化铁为铜,成金银。一名毕石,生山谷。

诗青译文

石胆性味酸与寒,明目目痛任在肩,金创痫痉须谨记,女子阴蚀痛时兼,石淋寒热崩下血,诸邪毒气令子还,炼饵服来人不老,久服增寿做神仙，化铁为铜成金银，一名毕石生谷山。

原　文

空青，味甘寒。主青盲，耳聋。明目，利九窍，通血脉，养精神。久服轻身，延年不老。能化铜、铁、铅、锡作金。生山谷。

诗青译文

空青性味甘与寒，青盲耳聋两相兼，既能明目利九窍，又通血脉养神闲，久服轻身人不老，作金铜铁与锡铅，长年生于山谷间。

原　文

曾青，味酸小寒。主目痛，止泪出、风痹，利关节，通九窍，破癥坚积聚。久服轻身不老。能化金铜。生山谷。

诗青译文

曾青味酸与小寒，目痛止泪风痹兼，能利关节通九窍，癥瘕积聚亦破关，久服轻身人不老，能化金铜生谷山。

原　文

禹余粮，味甘寒。主咳逆、寒热、烦满，下赤白，血闭，癥瘕，大热。炼饵服之，不饥，轻身延年。生池泽及山岛中。

诗青译文

禹余粮性味甘寒，咳逆寒热与烦满，下利赤白要牢记，血闭癥瘕大热兼，炼饵服来人不饥，轻身益寿又延年，池泽山岛时常见。

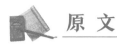 ## 原 文

太一余粮，味甘平。主咳逆上气、癥瘕、血闭、漏下，除邪气。久服耐寒暑，不饥，轻身，飞行千里，神仙。一名石堖。生山谷。

诗青译文

太一余粮味甘平，咳逆上气癥瘕同，血闭漏下除邪气，久服寒暑耐不饥，轻身飞行仙千里，一名石堖山谷生。

 ## 原 文

白石英，味甘微温。主消渴，阴痿不足，咳逆，胸膈间久寒，益气，除风湿痹。久服轻身，长年。生山谷。

诗青译文

白石英味甘微温，消渴阴痿咳逆真，胸膈久寒能益气，风湿痹除服轻身，长年山谷记在心。

原 文

紫石英，味甘温。主心腹咳逆，邪气，补不足，女子风寒在子宫，绝孕十年无子。久服温中，轻身延年。生山谷。

诗青译文

紫石英味甘与温，心腹咳逆邪气行，若有不足亦可补，女子风寒在子宫，绝孕十年人无子，轻身延年服温中，生于山谷要知情。

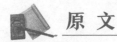 原 文

　　青石、赤石、黄石、白石、黑石脂等，味甘平。主黄疸、泄利、肠澼脓血、阴蚀、下血赤白、邪气痈肿、疽痔、恶创、头疡、疥瘙。久服补髓益气，肥健，不饥，轻身延年。五石脂，各随五色补五脏。生山谷中。

诗青译文

　　诸石性味甘与平，黄疸肠澼泄血脓，下血赤白与阴蚀，邪气头疡又痈肿，疽痔恶创兼疥瘙。久服补髓益气行，不饥轻身又肥健，延年益寿山谷生。各随五色五石脂，五脏皆补要分明。

 原 文

　　白青，味甘平。主明目，利九窍，耳聋，心下邪气。令人吐，杀诸毒、三虫。久服通神明，轻身延年不老。生山谷。

诗青译文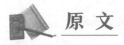

　　白青性味甘与平，可利九窍使目明，耳聋心下有邪气，令吐诸毒杀三虫，轻身延年人不老，久服亦能通神明，生于山谷要记清。

原 文

　　扁青，味甘平。主目痛，明目，折跌，痈肿，金创不疗，破积聚，解毒气，利精神。久服轻身不老。生山谷。

诗青译文

　　扁青性味甘与平，可治目痛把目明，金创不疗与折跌，能破积聚消痈肿，又利精神解毒气，久服轻身人不老，生于山谷要知情。

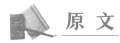 **原 文**

菖蒲,味辛温。主风寒湿痹,咳逆上气,开心孔,补五脏,通九窍,明耳目,出声音。久服轻身,不忘,不迷惑,延年。一名昌阳。生池泽。

诗青译文

菖蒲性味辛与温,主治风寒有湿痹,能开心孔补五脏,咳逆上气亦可医,又通九窍明耳目,发出声音要牢记。久服轻身人不忘,益寿延年不惑迷,一名昌阳池泽里。

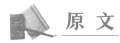 **原 文**

鞠华,味苦平。主风,头眩肿痛,目欲脱,泪出,皮肤死肌,恶风湿痹。久服,利血气,轻身,耐老延年。一名节华。生川泽及田野。

诗青译文

鞠华性味苦与平,主风头眩兼肿痛,两目欲脱流眼泪,恶风湿痹死肌行,久服能利人血气,轻身耐老延年中,一名节华泽野生。

 原 文

人参,味甘微寒。主补五脏,安精神,定魂魄,止惊悸,除邪气,明目,开心益智。久服,轻身延年。一名人衔,一名鬼盖。生山谷。

诗青译文

人参性味甘微寒,能补五脏精神安,亦定魂魄止惊悸,又除邪气明人眼,开心益智生山谷,久服轻身益延年,一名鬼盖一人衔。

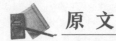 **原 文**

天门冬，味苦平，主诸暴风湿偏痹，强骨髓，杀三虫，去伏尸。久服轻身，益气延年。一名颠勒。生山谷。

诗青译文

天门冬味苦和平，诸暴风湿主偏痹，能杀三虫强骨髓，亦可除去是伏尸，久服轻身名颠勒，益气延年山谷里。

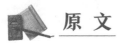 **原 文**

甘草，味甘平。主五脏六腑寒热邪气，坚筋骨，长肌肉，倍力，金创尰，解毒，久服轻身延年。生川谷。

诗青译文

84

甘草性味甘和平，脏腑寒热主邪气，能坚筋骨长肌肉，解毒金创尰倍力，轻身延年服若久，生于川谷要牢记。

 原 文

干地黄，味甘寒。主折跌绝筋，伤中，逐血痹，填骨髓，长肌肉。作汤，除寒热积聚，除痹。生者尤良。久服轻身不老。一名地髓。生川泽。

诗青译文

干地黄味是甘寒，折跌绝筋主伤中，能逐血痹填骨髓，又使肌肉能长生，作汤寒热积聚去，生者尤良除痹行，久服轻身人不老，一名地髓川泽生。

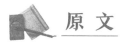

原 文

术，味苦温。主风寒湿痹、死肌、痉、疸，止汗除热，消食。作煎饵。久服轻身，延年，不饥。一名山蓟。生山谷。

诗青译文

术名性味是苦温，湿痹痉疸主死肌，止汗除热医痉疸，能作煎饵亦消食，轻身延年服若久，不饥山谷名山蓟。

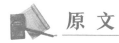

原 文

菟丝子，味辛平。主续绝伤，补不足，益气力，肥健。汁，去面䵟。久服明目，轻身延年。一名菟芦。生山谷。

诗青译文

性味辛平菟丝子，主续绝伤补不足，可益气力人肥健，为汁能将面䵟去，轻身延年又明目，一名菟芦生山谷。

原 文

牛膝，味苦酸。主寒湿痿痹，四肢拘挛，膝痛不可屈伸，逐血气，伤热，火烂，堕胎。久服轻身耐老。一名百倍。生川谷。

诗青译文

牛膝性味苦酸平，主治寒湿痿痹行，人体四肢有拘挛，不可屈伸因膝痛，伤热火烂逐血气，轻身耐老堕胎能，一名百倍川谷生。

原 文

芫蔚子，味辛微温。主明目，益精，除水气。久服轻身。茎主瘾疹痒，可作汤浴。一名益母，一名益明，一名大札。生池泽。

诗青译文

味辛微温芫蔚子，明目精水气除，久服能使人轻身，瘾疹痒病茎作主，生于池泽茎汤浴，益明大札名益母。

 原 文

女萎，味甘平。主中风暴热，不能动摇，跌筋结肉，诸不足。久服去面黑皯，好颜色，润泽，轻身不老。生山谷。

诗青译文

女萎性味甘与平，中风暴热动不能，跌筋结肉诸不足，去面黑皯久服行，使人润泽颜色好，轻身不老山谷生。

 原 文

防葵，味辛寒。主疝瘕，肠泄，膀胱热结，溺不下，咳逆，温疟，癫痫，惊邪狂走。久服，坚骨髓，益气轻身。一名梨盖。生川谷。

诗青译文

防葵性味辛与寒，疝瘕肠泄任在肩，膀胱热结溺不下，咳逆温疟与癫痫，惊邪狂走服若久，益气轻身骨髓坚，一名梨盖生谷川。

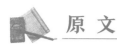 **原 文**

柴胡，味苦平。主心腹，去肠胃中结气，饮食积聚，寒热邪气，推陈致新。久服轻身，明目，益精。一名地熏。

诗青译文

柴胡性味苦与平，能去结气肠胃中，饮食积聚主心腹，寒热邪气遁无形，推陈致新若久服，轻身明目可益精，亦有地熏为其名。

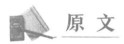 **原 文**

麦门冬，味甘平。主心腹结气，伤中伤饱，胃络脉绝，羸瘦短气。久服轻身，不老，不饥。生川谷及堤坂。

诗青译文

性味甘平麦门冬，心腹结气主治行，胃络脉绝伤中饱，羸瘦短气久身轻，不老不饥川谷堤。

 原 文

独活，味苦平。主风寒所击，金创止痛，贲豚痫痉，女子疝瘕。久服，轻身耐老。一名羌活，一名羌青，一名护羌使者。生川谷。

诗青译文

独活味苦平无毒，风寒所击能作主，奔豚痫痉兼止痛，女子疝瘕金创无，久服轻身人耐老，羌活羌青要记住，护羌使者生川谷。

原 文

车前子，味甘寒，无毒。主气癃，止痛，利水道小便，除湿痹。久服轻身耐老。一名当道。生平泽。

诗青译文

甘寒无毒车前子，气癃止痛除湿痹，亦利水道小便畅，久服轻身人耐老。一名当道平泽里。

 原 文

木香，味辛。主邪气，辟毒疫温鬼，强志，主淋露。久服，不梦寤魇寐。生山谷。

诗青译文

木香性味辛与温，毒疫温鬼辟邪气，亦可强志淋露主，久服不梦寤寐魇，生于山谷要谨记。

  原 文

薯豫（旧作薯蓣），味甘温。主伤中，补虚羸，除寒热邪气，补中益气力，长肌肉。久服耳目聪明，轻身不饥，延年。一名山芋。生山谷。

诗青译文

薯蓣性味为甘温，主治伤中补羸虚，寒热邪气皆可除，补中益气长肌肉，耳目聪明若久服，轻身不饥延年寿，一名山芋生山谷。

原 文

薏苡仁，味甘微寒。主筋急拘挛不可屈伸，风湿痹，下气。久服轻身益气。其根下三虫。一名解蠡。生平泽及田野。

诗青译文

味甘微寒薏苡仁，筋急拘挛难屈伸，风湿有痹下气行，久服益气又身轻，其根之下有三虫，生于平野解蠡名。

 原 文

泽泻，味甘寒。主风寒湿痹，乳难，消水，养五脏，益气力，肥健。久服耳目聪明，不饥，延年轻身，面生光，能行水上。一名水泻，一名芒芋，一名鹄泻。生池泽。

诗青译文

泽泻性味甘与寒，风寒湿痹主乳难，能养五脏亦消水，增益气力人肥健。久服聪明耳与目，不饥轻身又延年，面可生光行水上，水泻芒芋鹄泻连，生于池泽记心间。

 原 文

远志，味苦温。主咳逆，伤中，补不足，除邪气，利九窍，益智慧，耳目聪明，不忘，强志倍力。久服轻身不老。叶名小草，一名棘菀，一名葽绕，一名细草。生川谷。

诗青译文

远志性味苦与温，咳逆伤中补不足，能除邪气利九窍，增益智慧聪耳目，强志倍力人不忘，轻身不老若久服。叶名小草名蒌绕，棘菀细草生川谷。

原 文

龙胆，味苦涩。主骨间寒热，惊痫，邪气，续绝伤，定五脏，杀蛊毒。久服，益智，不忘，轻身耐老。一名陵游。生山谷。

诗青译文

龙胆性味苦与涩，主治骨间有寒热，惊痫邪气绝伤续，能定五脏蛊毒惑，久服益智人不忘，轻身耐老益寿多，陵游山谷要记得。

原 文

细辛，味辛温。主咳逆，头痛脑动，百节拘挛，风湿痹痛，死肌。久服明目，利九窍，轻身长年。一名小辛，生山谷。

诗青译文

细辛性味辛与温，咳逆头痛主脑动，百节拘挛兼风湿，亦有死肌和痹痛，久服明目利九窍，轻身长年要记清，又名小辛山谷生。

原 文

石斛，味甘平。主伤中，除痹，下气，补五脏虚劳羸瘦，强阴。久服厚肠胃，轻身延年。一名林兰。生山谷。

诗青译文

石斛性味甘与平，除痹下气主伤中，虚劳羸瘦补五脏，轻身延年强阴行，久服能厚人肠胃，又名林兰山谷生。

原 文

巴戟天，味辛微温。主大风邪气，阴痿不起。强筋骨，安五脏，补中，增志，益气。生山谷。

诗青译文

味辛微温巴戟天，大风邪气任在肩，阴痿不起强筋骨，补中增志五脏安，益气出生在谷山。

 原 文

白英，味甘寒。主寒热，八疽，消渴，补中益气。久服，轻身延年。一名谷菜。生山谷。

诗青译文

白英性味甘与寒，寒热八疽主消渴，补中益气服若久，轻身延年乐呵呵，又名谷菜山谷多。

 原 文

白蒿，味甘平。主五脏邪气，风寒湿痹，补中益气，长毛发令黑，疗心悬，少食常饥。久服轻身，耳目聪明，不老。生川泽。

诗青译文

白蒿性味甘与平，主治五脏有邪气，风寒湿痹它能除，又能补中和益气，长发令黑疗心悬，少食亦可常为饥，耳目聪明服轻身，不老生于川泽里。

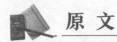 **原 文**

赤箭，味辛温。主杀鬼精物，蛊毒恶气。久服益气力，长阴，肥健，轻身，增年。一名离母，一名鬼督邮。生川谷。

诗青译文

赤箭性味辛与温，杀鬼精物来做主，蛊毒恶气亦可去，长阴益气若久服，轻身增年人肥健，鬼督邮名又离母，生于川谷要记住。

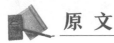 **原 文**

奄闾子，味苦微寒。主五脏瘀血，腹中水气，胪张，留热，风寒湿痹，身体诸痛。久服轻身延年不老。生川谷。

诗青译文

92

味苦微寒奄闾子，五脏瘀血主无毒，胪张留热腹水气，风寒湿痹身痛诸，久服轻身人不老，出生即在川与谷。

 原 文

析蓂子，味辛微温。主明目，目痛，泪出，除痹，补五脏，益精光。久服，轻身不老。一名蔑析，一名大蕺，一名马辛。生川泽及道旁。

诗青译文

味辛微温析蓂子，目痛泪出明目主，益精除痹补五脏，轻易不老若久服，一名蔑析亦大蕺，马辛川泽道旁出。

原　文

蓍实，味苦平。主益气，充肌肤，明目，聪慧先知。久服，不饥不老，轻身。生山谷。

诗青译文

蓍实性味苦与平，能充肌肤主益气，聪慧先知亦明目，久服不老又不饥，轻身生于山谷里。

 原　文

赤芝，味苦平。主胸中结，益心气，补中，增智慧，不忘。久食轻身不老，延年，神仙。一名丹芝。

诗青译文

赤芝性味苦与平，胸结益心主补中，增强智慧人不忘，久食不老身体轻，延年益寿神仙似，一名丹芝要知情。

 原　文

黑芝，味咸平。主癃，利水道，益肾气，通九窍，聪察。久食轻身不老，延年，神仙。一名元芝。

诗青译文

黑芝性味咸与平，能利水道主治癃，聪察益肾通九窍，久食轻身不老翁，延年益寿神仙似，一名元芝要知情。

原 文

青芝，味酸平。主明目，补肝气，安精魂，仁恕。久食轻身不老，延年神仙。一名龙芝。

诗青译文

青芝性味平与酸，补肝明目精魂安，仁恕轻身食不老，延年益寿似神仙，一名龙芝记心间。

 原 文

白芝，味辛平。主咳逆上气，益肺气，通利口鼻，强志意，勇悍，安魄。久食轻身不老，延年神仙。一名玉芝。

诗青译文

白芝性味辛与平，咳逆上气益肺气，强志勇悍可安魄，亦能通利口与鼻，久食轻身人不老，延年益寿神仙似，一名玉芝要知悉。

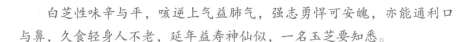 **原 文**

黄芝，味甘平。主心腹五邪，益脾气，安神，忠信和乐。久食轻身不老，延年神仙。一名金芝。

诗青译文

黄芝性味甘与平，心腹五邪主治行，又可安神益脾气，忠信和乐在其中，久食轻身人不老，延年神仙金芝名。

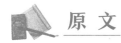 原 文

紫芝，味甘温。主耳聋，利关节，保神，益精气，坚筋骨，好颜色。久食轻身不老，延年。一名木芝。生山谷。

诗青译文

紫芝性味甘和温，耳聋利关与保神，益精好色坚筋骨，久食轻身不老人，延年益寿神仙似，一名木芝山谷身。

 原 文

卷柏，味辛温。生山谷。主五脏邪气，女子阴中寒热痛，癥瘕，血闭，绝子。久服轻身，和颜色。一名万岁。生山谷石间。

诗青译文

卷柏性味辛与平，主治五脏有邪气，女子阴中寒热痛，癥瘕绝子与血闭，久服轻身和颜色，万岁山谷石间里。

 原 文

蓝实，味苦寒。主解诸毒，杀蛊蚑、注鬼、螫毒。久服头不白，轻身。生平泽。

诗青译文

蓝实性味苦与寒，能杀蛊蚑解诸毒，又去螫毒与注鬼，头发未白若久服，轻身常见平泽出。

原 文

芎䓖，味辛温。主中风入脑，头痛，寒痹，筋挛，缓急，金创，妇人血闭，无子。生川谷。

诗青译文

芎䓖性味辛与温，中风入脑主头痛，寒痹筋挛和缓急，妇人血闭金创行，亦治无子川谷生。

 原 文

蘪芜，味辛温。主咳逆，定惊气，辟邪恶，除蛊毒鬼注，去三虫，久服通神。一名薇芜。生川泽。

诗青译文

蘪芜性味辛与温，咳逆辟邪定惊气，蛊毒鬼注三虫去，亦可通神服久时，又名薇芜川泽里。

 原 文

黄连，味苦寒。主热气，目痛，眦伤泣出，明目，肠澼，腹痛，下利，妇人阴中肿痛。久服，令人不忘。一名王连。生川谷。

诗青译文

黄连性味寒与苦，凡有热气它做主，目痛眦伤有泣泪，肠澼腹痛利明目，妇人阴中肿又痛，令人不忘若久服，一名王连生川谷。

原 文

络石，味苦温。主风热，死肌，痈伤，口干舌焦，痈肿不消，喉舌肿，水浆不下。久服，轻身明目，润泽，好颜色，不老延年。一名石鲮。生川谷。

诗青译文

络石性味苦与温，风热死肌主痈伤，口干舌焦喉舌肿，痈肿不消记心上，亦有水浆难向下，久服轻身目明亮，润泽呈现颜色好，不老延年人安康，一名石鲮川谷藏。

 原 文

蒺藜子，味苦温。主恶血，破癥结积聚，喉痹，乳难。久服长肌肉，明目轻身。一名旁通，一名屈人，一名止行，一名豺羽，一名升推。生平泽或道旁。

诗青译文

性味苦温蒺藜子，主治恶血与乳难，破癥结积聚喉痹，久服肌肉长亦坚，明目轻身名旁通，屈人止行豺羽兼，升推平泽或道边。

 原 文

黄芪，味甘微温。主痈疽久败创，排脓止痛，大风，癞疾，五痔，鼠瘘，补虚，小儿百病。一名戴糁。生山谷。

诗青译文

黄芪性味甘微温，主治痈疽败创久，排脓止痛兼大风，癞疾五痔与

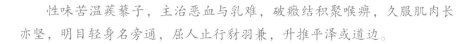

鼠瘘, 小儿百病又补虚, 一名戴椹生山谷。

原 文

肉松容, 味甘微温。主五劳七伤, 补中, 除茎中寒热痛, 养五脏, 强阴, 益精气, 多子, 妇人癥瘕。久服轻身。生山谷。

诗青译文

味甘微温肉苁蓉, 五劳七伤主补中, 能除茎中寒热痛, 又养五脏强阴行, 可益精气人多子, 亦治妇人癥瘕病, 久服轻身山谷生。

原 文

防风, 味甘温, 无毒。主大风, 头眩痛, 恶风, 风邪, 目盲无所见, 风行周身, 骨节疼痛, 烦满。久服轻身。一名铜芸。生川泽。

诗青译文

防风味甘温无毒, 头眩疼痛主大风, 恶风风邪盲无见, 风行周身骨节疼, 久服轻身又烦满, 一名铜芸川泽生。

原 文

蒲黄, 味甘平, 主心腹膀胱寒热, 利小便, 止血, 消瘀血。久服轻身, 益气力, 延年, 神仙。生池泽。

诗青译文

蒲黄性味甘与平, 心腹膀胱寒热主, 止血消瘀利小便, 益气轻身若久服, 延年益寿神仙似, 生于池泽要记住。

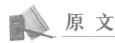 **原 文**

香蒲，味甘平，主五脏心下邪气，口中烂臭，坚齿明目聪耳。久服轻身耐老。一名睢。生池泽。

诗青译文

香蒲性味甘与平，五脏心下邪气主，口中烂臭能坚齿，聪耳又可明人目，久服轻身能耐老，一名为睢池泽出。

 原 文

续断，味苦微温。主伤寒，补不足，金创痈伤，折跌，续筋骨，妇人乳难。久服益气力。一名龙豆，一名属折。生山谷。

诗青译文

续断微温性味苦，主治伤寒补不足，金创痈伤与折跌，妇人乳难续筋骨，久服益气名龙豆，又名属折生山谷。

原 文

漏芦，味苦咸寒。主皮肤热，恶创，疽痔，湿痹，下乳汁。久服轻身益气，耳目聪明，不老延年。一名野兰。生山谷。

诗青译文

漏芦性味苦咸寒，恶创疽痔皮肤热，可除湿痹乳汁下，久服轻身益气多，耳聪目明人不老，野兰山谷要记得。

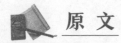 原 文

营实，味酸温。主痈疽恶创，结肉，跌筋，败创，热气，阴蚀不瘳，利关节。一名墙薇，一名墙麻，一名牛棘。生山谷。

诗青译文

营实性味酸与温，痈疽恶创主治真，能治败创和热气，亦有结肉与跌筋，阴蚀不瘳关节利，墙薇墙麻与牛棘，生于山谷记在心。

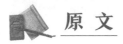 原 文

天名精，味甘寒。主瘀血，血瘕欲死，下血，止血，利小便。久服轻身耐老。一名麦句姜，一名虾蟆蓝，一名豕首。生川泽。

诗青译文

性味甘寒天名精，瘀血血瘕欲死中，下血止血利小便，久服耐老身又轻，麦句姜又虾蟆蓝，生于川泽豕首名。

 原 文

决明子，味咸平。主青盲，目淫，肤赤，白膜，眼赤痛，泪出。久服益精光，轻身。生川泽。

诗青译文

性味咸平决明子，青盲时刻它做主，目淫肤赤有白膜，眼睛赤痛见泪出，久服轻身精光益，生于川泽要记住。

原 文

丹参，味苦微寒。主心腹邪气，肠鸣幽幽如走水，寒热积聚，破癥除瘕，止烦满，益气。一名却蝉草。生山谷。

诗青译文

丹参性味苦微寒，主治邪气在心腹，肠鸣幽幽如走水，寒热积聚癥瘕除，可止烦满又益气，却蝉草名生山谷。

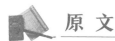

原 文

茜根，味苦寒。主寒湿，风痹，黄疸。补中。生山谷。

诗青译文

茜根性味苦与寒，寒湿风痹主黄疸，补中生于山谷间。

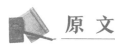

原 文

飞廉，味苦平。主骨节热，胫重酸疼。久服令人身轻。一名飞轻。生川泽。

诗青译文

飞廉性味苦和平，骨节有热主治行，人体胫重疼又酸，久服令人身轻松，生于川泽飞轻名。

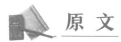

原 文

五味子，味酸温。主益气，咳逆上气，劳伤羸瘦，补不足，强阴，益男子精。生山谷。

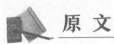

性味酸温五味子，咳逆上气益气主，劳伤羸瘦补不足，强阴益精生山谷。

原 文

旋华，味甘温。主益气，去面奸，黑色，媚好。其根味辛，主腹中寒热邪气，利小便。久服不饥轻身。一名筋根华，一名金沸。生平泽。

诗青译文

旋华性味甘与温，去面奸黑益气主，媚好其根味为辛，腹中寒热主邪气，久服不饥利小便，筋根华名又轻身，金沸平泽要留存。

原 文

兰草，味辛平。主利水道，杀蛊毒，辟不祥。久服，益气轻身，不老，通神明。一名水香。生池泽。

诗青译文

兰草性味辛与平，主利水道杀蛊毒，亦可辟去不祥物，益气轻身若久服，可通神明人不老，一名水香池泽出。

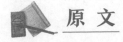

蛇床子，味苦平。主妇人阴中肿痛，男子阴痿，湿痒，除痹气，利关节，癫痫恶创。久服轻身。一名蛇米。生川谷及田野。

诗青译文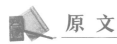

性味苦平蛇床子，妇人阴中主肿痛，男子阴痿与湿痒，又利关节除痹行，癫痫恶创服轻身，蛇米田野川谷生。

原 文

地肤子，味苦寒。主膀胱热，利小便，补中益精气。久服耳目聪明，轻身耐老。一名地葵。生平泽及田野。

诗青译文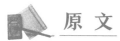

性味苦寒地肤子，膀胱热主利小便，补中亦可益精气，久服耳目聪明显，轻身耐老名地葵，生于泽野任在肩。

原 文

景天，味苦平。主大热，火创，身热，烦邪恶气。花主女人漏下赤白，轻身明目。一名戒火，一名慎火。生川谷。

103

诗青译文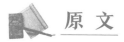

景天性味苦与平，大热火创热烦来，能除人体邪恶气，花主女人漏赤白，服后轻身又明目，戒火慎火川谷开。

原 文

茵陈，味苦平。主风湿寒热，邪气，热结黄疸。久服轻身，益气耐老。生丘陵坡岸上。

诗青译文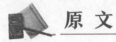

茵陈性味苦与平，风湿寒热邪气主，热结黄疸服轻身，益气耐老效果殊，丘陵坡岸时常睹。

原 文

杜若，味辛微温。主胸胁下逆气，温中，风入脑户，头肿痛，多涕泪出。久服益精，明目轻身。一名杜衡。生川泽。

诗青译文

杜若味辛和微温，主治胸胁下逆气，风入脑户温中可，头部肿痛涕泪滴，久服益精能明目，轻身杜衡川泽里。

原 文

沙参，味苦微寒。主血积惊气，除寒热，补中，益肺气。久服利人。一名知母。生川谷。

诗青译文

沙参性味微寒苦，血积惊气它来主，补中益肺除寒热，久服利人名知母，一生所见在川谷。

原 文

白兔藿，味苦平。主蛇虺，蜂虿，猘狗，菜肉蛊毒注。一名白葛。生山谷。

诗青译文

性味苦平白兔藿，蛇虺蜂虿猘狗多，菜肉蛊毒亦可注，生于山谷名白葛。

原 文

徐长卿，味辛温。主鬼物，百精，蛊毒，疫疾，邪恶气，温疟。久服，强悍轻身。一名鬼督邮。生山谷。

诗青译文

性味辛温徐长卿，鬼物蛊毒主百精，疫疾邪气与温疟，久服强悍身又轻，鬼督邮名山谷生。

 原 文

石龙刍，味苦微寒。主心腹邪气，小便不利，淋闭，风湿，鬼注，恶毒。久服，补虚羸，轻身，耳目聪明，延年。一名龙须，一名草续断，一名龙珠。生山谷。

诗青译文

味苦微寒石龙刍，心腹邪气它来主，小便不利与淋闭，风湿鬼注又恶毒，久服虚羸补轻身，延年聪耳亦明目，又名龙须草续断，一名龙珠生山谷。

 原 文

薇衔，味苦平。主风湿痹，历节痛，惊痫，吐舌，悸气，贼风，鼠瘘，痈肿。一名麋衔。生川泽。

诗青译文

薇衔性味苦与平，风湿痹主历节痛，人有惊痫把舌吐，亦见悸气与贼风，鼠瘘痛肿名麋衔，终身只在川泽生。

 原 文

云实，味辛温。主泄利，肠澼，杀虫，蛊毒，去邪恶结气，止痛，除热。花主见鬼精物，多食令人狂走。久服，轻身，通神明。生川谷。

诗青译文

云实性味辛与温，泄利肠澼杀虫勤，能去邪恶有结气，除热蛊毒止痛身，见鬼精物花可主，多食可令人狂奔，久服轻身通神明，生于川谷记在心。

 原 文

王不留行，味苦平。主金创，止血逐痛，出刺，除风痹内寒。久服轻身耐老，增寿。生山谷。

诗青译文

王不留行味苦平，止血逐痛金创主，风痹内寒除出刺，轻身耐老寿久服，生于山谷要记住。

 原 文

升麻，味甘辛。主解百毒，杀百老物殃鬼，辟温疾、瘴邪、蛊毒。久服不夭。一名周升麻。生山谷。

诗青译文

升麻性味甘与平，杀百亦能解百毒，老物殃鬼温疾辟，久服不夭瘴蛊毒，周升麻名生山谷。

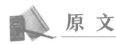 **原 文**

青蘘，味甘寒。主五脏邪气，风寒湿痹，益气，补脑髓，坚筋骨。久服耳目聪明，不饥不老，增寿。巨胜苗也。生川谷。

诗青译文

青蘘性味甘与寒，五脏邪气能承担，风寒湿痹亦益气，又补脑髓筋骨坚，耳目聪明服若久，不饥增寿记心间，巨胜苗名生谷川。

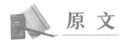 **原 文**

姑活，味甘温。主大风邪气，湿痹寒痛。久服轻身，益寿耐老。一名冬葵子。

诗青译文

姑活性味甘与温，大风邪气能作主，亦治湿痹有寒痛，益寿耐老轻久服，冬葵子名要记住。

 原 文

别羁，味苦微温。主风寒湿痹，身重，四肢疼酸，寒邪，历节痛。生川谷。

诗青译文

别羁性味苦微温，风寒湿痹身亦重，四肢疼酸有寒邪，历节疼痛川谷生。

原 文

屈草，味苦。主胸胁下痛，邪气，腹间寒热，阴痹。久服轻身，益气耐老。生川泽。

诗青译文

屈草味道是为苦，胸胁下痛邪气主，腹间寒热有阴痹，益气耐老轻久服，生于川泽要记住。

 原 文

淮木，味苦平。主久咳上气，伤中虚羸，女子阴蚀，漏下赤白沃。一名百岁城中木。生山谷。

诗青译文

淮木性味苦与平，久咳上气来作主，伤中虚羸阴蚀女，漏下赤白沃山谷，一名百岁城中木。

108

  原 文

牡桂，味辛温。主上气咳逆，结气喉痹，吐吸，利关节，补中益气。久服通神，轻身不老。生山谷。

诗青译文

牡桂性味辛与温，上气咳逆主结气，喉痹吐吸关节利，亦有补中和益气，久服通神轻不老，生于山谷要知悉。

原 文

菌桂，味辛温。主百病，养精神，和颜色，为诸药先聘通使。久服轻身不老，面生光华，媚好常如童子。生山谷。

诗青译文

菌桂性味辛与温，百病能主养精神，诸药通使和颜色，久服不老人轻身，面生光华生山谷，媚好如童记在心。

 原 文

松脂，味苦温。主疽，恶疮，头疡白秃，疥瘙风气，安五脏，除热。久服轻身，不老延年。一名松膏，一名松肪。生山谷。

诗青译文

松脂性味苦与温，痈疽恶疮来作主，头疡白秃安五脏，疥瘙风气把热除，久服不老轻延年，松膏松肪生山谷。

 原 文

槐实，味苦寒。主五内邪气热，止涎唾，补绝伤，五痔，火创，妇人乳瘕，子脏急痛。生平泽。

诗青译文

槐实性味苦与寒，五内邪气热来主，可补绝伤止涎唾，五痔火创乳瘕妇，子脏急痛平泽出。

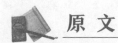 原 文

枸杞，味苦寒。主五内邪气，热中，消渴，周痹。久服坚筋骨，轻身不老。一名杞根，一名地骨，一名枸忌，一名地辅。生平泽。

诗青译文

枸杞性味苦与寒，五内邪气来作主，热中消渴兼周痹，不老轻服坚筋骨，杞根地骨和枸忌，一名地辅平泽出。

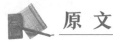 原 文

柏实，味甘平。主惊悸，安五脏，益气，除湿痹。久服，令人悦泽美色，耳目聪明，不饥不老，轻身延年。生山谷。

诗青译文

110

柏实性味是甘平，惊悸益气五脏安，湿痹能除记心间，久服人悦泽美色，耳目聪明生山谷，不饥不老轻延年。

 原 文

伏苓，味甘平。主胸胁逆气，忧恚，惊邪，恐悸心下结痛，寒热烦满，咳逆，口焦舌干，利小便。久服安魂养神，不饥延年。一名茯菟。生山谷。

诗青译文

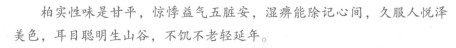

茯苓性味是甘平，胸胁逆气主治行，忧恚惊邪可医治，亦有心下为结痛，寒热烦满兼咳逆，口焦舌干小便通，久服安魂神能养，不饥延年茯菟名，生于山谷记心中。

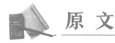 原 文

榆皮，味甘平。主大小便不通，利水道，除邪气。久服，轻身不饥，其实尤良。一名零榆。生山谷。

诗青译文

榆皮性味是甘平，主治两便不畅通，能利水道除邪气，久服不饥人身轻，其实尤良名零榆，生于山谷记心中。

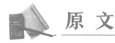 原 文

酸枣，味酸平。主心腹寒热，邪结气聚，四肢酸疼，湿痹。久服安五脏，轻身延年。生川泽。

诗青译文

酸枣性味是酸平，心腹寒热邪气聚，湿痹四肢有酸疼，久服安脏要牢记，轻身延年川泽里。

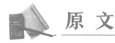 原 文

檗木，味苦寒。主五脏，肠胃中结热，黄疸，肠痔，止泄利，女子漏下赤白，阴阳蚀疮。一名檀桓。生山谷。

诗青译文

檗木性味苦与寒，五脏肠胃中结热，黄疸肠痔止泄利，女子漏下赤白多，阴阳蚀疮名檀桓，生于山谷要记得。

原 文

干漆,味辛温,无毒。主绝伤,补中,续筋骨,填髓脑,安五脏,五缓六急,风寒湿痹。生漆去长虫。久服轻身耐老。生川谷。

诗青译文

干漆味辛温无毒,绝伤补中续筋骨,能填髓脑安五脏,五缓六急要记住,风寒湿痹亦可治,生漆长虫能去除,轻身耐老生川谷。

 原 文

五加皮,味辛温。主心腹疝气,腹痛,益气疗躄,小儿不能行,疽创阴蚀。一名豺漆。

诗青译文

性味辛温五加皮,心腹疝气主腹痛,益气疗躄亦可为,又治小儿不能行,疽创阴蚀豺漆名。

 原 文

蔓荆实,味苦微寒。主筋骨间寒热痹,拘挛,明目坚齿,利九窍,去白虫。久服轻身耐老。小荆实亦等。生山谷。

诗青译文

味苦微寒蔓荆实,主治筋骨寒热痹,明目坚齿医拘挛,又利九窍白虫去,久服轻身人耐老,小荆实来亦可以。生于山谷要知悉。

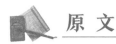 **原 文**

辛夷,味辛温。主五脏,身体寒风,头脑痛,面皯。久服,下气轻身,明目,增年耐老。一名辛矧,一名侯桃,一名房木。生川谷。

诗青译文

辛夷性味是辛温,身体寒风五脏主,头脑疼痛面皯治,下气轻身若久服,明目增年人耐老,辛矧侯桃名房木,生于川谷要记住。

 原 文

桑上寄生,味苦平。主腰痛,小儿背强,痈肿,安胎,充肌肤,坚发齿,长须眉。其实明目,轻身通神。一名寄屑,一名寓木,一名宛童。生山谷。

诗青译文

桑上寄生味苦平,小儿背强主腰痛,痈肿安胎充肌肤,可坚齿发须眉生,其实轻身又明目,通神寄屑寓木名,生于山谷名宛童。

原 文

杜仲,味辛平。主腰脊痛,补中,益精气,坚筋骨,强志,除阴下痒湿,小便余沥。久服轻身耐老。一名思仙。生山谷。

诗青译文

杜仲性味是辛平,腰脊痛主与补中,益精强志坚筋骨,阴下痒湿除亦行,小便余沥犹可治,久服耐老又身轻,一名思仙山谷生。

原 文

女贞实，味苦平。主补中，安五脏，养精神，除百疾。久服肥健，轻身不老。生川谷。

诗青译文

性味苦平女贞实，既安五脏又补中，可除百疾精神养，久服肥健不老轻，生于川谷要知情。

 原 文

木兰，味苦寒。主身大热在皮肤中，去面热，赤皰，酒皶，恶风癫疾，阴下痒湿，明耳目。一名林兰。生川谷。

诗青译文

木兰性味苦与寒，身有大热皮肤中，面热赤皰酒皶去，恶风癫疾主治行，阴下痒湿明耳目，一名林兰川谷生。

114

 原 文

蕤核，味甘温。主心腹邪气，明目，目赤痛伤泪出。久服轻身益气，不饥。生川谷。

诗青译文

蕤核性味甘与温，心腹邪气主明目，目赤痛伤人流泪，轻身益气若久服，久服不饥生川谷。

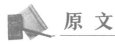 **原 文**

橘柚，味辛温。主胸中瘕热逆气，利水谷。久服去臭，下气通神。一名橘皮。生川谷。

诗青译文

橘柚性味是辛温，瘕热逆气胸中存，久服去臭利水谷，又可下气与通神，橘皮川谷记在心。

 原 文

发髲，味苦温。主五癃，关格不通，利小便水道，疗小儿痫，大人痉，仍自还神化。

诗青译文

发髲性味苦与温，五癃关格主不通，小便水道它能利，小儿痫疗大人痉，自还神化要知情。

115

原 文

龙骨，味甘平。主心腹，鬼注，精物老魅，咳逆，泄利，脓血，女子漏下，癥瘕坚结，小儿热气惊痫。齿，主小儿大人惊痫，癫疾狂走，心下结气，不能喘息，诸痉。杀精物。久服轻身，通神明，延年。生山谷。

诗青译文

龙骨性味是甘平，心腹鬼注主治行，精物老魅与咳逆，女子漏下泄血脓，癥瘕坚结疗亦可，小儿热气惊痫中，齿主惊痫癫狂走，心下结气喘不能，诸痉兼有杀精物，久服轻身通神明，延年只在山谷生。

原 文

麝香，味辛温。主辟恶气，杀鬼精物，温疟，蛊毒，痫痓，去三虫。久服除邪，不梦寤魇寐。生川谷。

诗青译文

麝香性味是辛温，杀鬼精物辟恶气，蛊毒痫痓医温疟，久服除邪三虫去，亦有不梦寤魇寐，生于川谷要牢记。

原 文

牛黄，味苦平。主惊痫，寒热，热盛狂痓，除邪逐鬼。生平泽。

诗青译文

牛黄性味苦与平，惊痫寒热主治行，热盛狂痓除邪鬼，生于平泽君要明。

 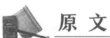

原 文

熊脂，味甘微寒。主风痹不仁，筋急，五脏腹中积聚，寒热羸瘦，头疡，白秃，面皯疱。久服强志不饥，轻身。生山谷。

诗青译文

熊脂性味甘微寒，风痹不仁筋急主，五脏腹中有积聚，寒热羸瘦头疡秃，面皯有疱时常见，强志不饥若久服，轻身只生在山谷。

原 文

白胶，味甘平。主伤中劳绝，腰痛，羸瘦，补中益气，妇人血闭，无子，止痛，安胎。久服轻身延年。一名鹿角胶。

诗青译文

白胶性味甘和平，伤中劳绝主腰痛，补中益气人羸瘦，妇人血闭亦止疼，安胎又可医无子，久服延年身为轻，鹿角胶名要知情。

 原 文

阿胶，味甘平。主心腹内崩，劳极洒洒如疟状，腰腹痛，四肢酸疼，女子下血，安胎。久服轻身益气。一名傅致胶。

诗青译文

阿胶性味甘和平，主治心腹有内崩，劳极洒洒如疟状，四肢酸疼腰腹痛，安胎又治女下血，久服益气人身轻，傅致胶又为其名。

117

 原 文

丹雄鸡，味甘微温。主女子崩中漏下，赤白沃，补虚，温中，止血，通神，杀毒，辟不祥。头主杀鬼，东门上者尤良。肪主耳聋。肠主遗溺。肶胵里黄皮主泄利。尿白主消渴，伤寒寒热。黑雌鸡，主风寒湿痹，五缓六急，安胎。翻羽主下血闭。鸡子主除热，火疮痫痉，可作虎魄，神物。鸡白蠹，肥脂。生平泽。

诗青译文

味甘微温丹雄鸡，女子崩中漏下主，补虚温中赤白沃，止血通神能杀毒，此物又可辟不祥，头主杀鬼要记住，肪主耳聋肠遗溺，肶胵黄皮主泄利，尿白主治是消渴，亦治伤寒有寒热。风寒湿痹黑雌鸡，安胎五缓又六急，翻羽可主闭下血，鸡子除热火疮时，痛痉神物作虎魄，鸡白囊肥脂平泽里。

原文

雁肪，味甘平。主风挛，拘急，偏枯，气不通利。久服益气不饥，轻身耐老。一名鹜肪。生池泽。

诗青译文

雁肪性味甘与平，风挛拘急主偏枯，气不通利治亦可，益气不饥若久服，轻身耐老名鹜肪，生于池泽要记住。

原文

石蜜，味甘平。主心腹邪气，诸惊痫痉，安五脏诸不足，益气补中，止痛解毒，除众病，和百药。久服强志轻身，不饥不老。一名石饴。生山谷。

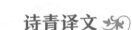

诗青译文

石蜜性味甘和平，心腹邪气来作主，诸惊痫痉亦可治，能安五脏诸不足，益气补中除众病，和药止痛又解毒，强志轻身若久服，不饥不老石饴名，生于山谷要分明。

原文

蜂子，味甘平。主风头，除蛊毒，补虚赢伤中。久服令人光泽，好颜色，不老。大黄蜂子，主心腹胀满痛，轻身益气。土蜂子，主痈肿。一名蜚零。生山谷。

诗青译文

蜂子性味甘和平，风头能主除蛊毒，亦治伤中补虚赢，令人光泽若久服，大黄蜂子何主治，胀满有痛在心腹，又可轻身和益气，土蜂子来痈肿主，一名蜚零生山谷。

原 文

蜜蜡，味甘微温。主下利脓血，补中，续绝伤金创，益气，不饥耐老。生山谷。

诗青译文

蜜蜡性味甘微温，下利脓血主补中，金创益气绝伤续，不饥耐老山谷生。

原 文

牡蛎，味咸平。主伤寒寒热，温疟洒洒，惊恚怒气，除拘缓鼠瘘，女子带下赤白。久服强骨节，杀邪气，延年。一名蛎蛤。生池泽。

诗青译文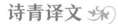

牡蛎性味咸和平，伤寒寒热主治行，温疟洒洒除拘缓，惊恚怒气鼠瘘能，女子带下赤白见，久服骨节强延年，一名蛎蛤杀邪鬼，生于池泽记心间。

原 文

龟甲，味咸平。主漏下赤白，破癥瘕，疟痰，五痔，阴蚀，湿痹，四肢重弱，小儿囟不合。久服轻身不饥。一名神屋。生池泽。

诗青译文

　　龟甲性味是咸平，漏下赤白癥瘕破，疟瘕阴蚀与五痔，湿痹四肢为重弱，久服轻身人不饥，小儿囟处不能合，一名神屋生池泽。

原 文

　　桑螵蛸，味咸平。主伤中，疝瘕，阴痿，益精生子，女子血闭，腰痛，通五淋，利小便水道。一名蚀疣，生桑枝上，采，蒸之。

诗青译文

　　性味咸平桑蝉蛸，疝瘕阴痿主伤中，益精生子女血闭，又治腰痛五淋通，能利小便畅水道，一名蚀疣桑枝生，采摘之后先来蒸。

原 文

　　海蛤，味苦平。主咳逆上气，喘息烦满，胸痛，寒热。一名魁蛤。

120

诗青译文

　　海蛤性味苦与平，咳逆上气主治行，亦有喘息和烦满，胸痛寒热魁蛤名。

原 文

　　文蛤，主恶疮，蚀，五痔。

诗青译文

　　文蛤五痔蚀恶疮。

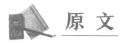 **原 文**

蠡鱼，味甘寒。主湿痹，面目浮肿，下大水。一名鲖鱼。生池泽。

诗青译文

蠡鱼性味甘与寒，面目浮肿湿痹兼，一名鲖鱼下大水，生于池泽时时观。

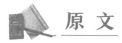 **原 文**

鲤鱼胆，味苦寒。主目热赤痛，青盲，明目。久服强悍，益志气。生池泽。

诗青译文

性味苦寒鲤鱼胆，目热赤痛主青盲，久服强悍益志气，明目生于池泽旁。

 原 文

藕实茎，味甘平。主补中养神，益气力，除百疾。久服轻身耐老，不饥延年。一名水芝丹。生池泽。

诗青译文

性味甘平藕实茎，补中养神益气力，久服轻身人耐老，不饥延年除百疾，生于池泽水芝丹。

 原 文

大枣，味甘平。主心腹邪气，安中养脾，助十二经，平胃气，通九窍，补少气少津液，身中不足，大惊，四肢重，和百药。久服轻身长年。

叶覆麻黄，能令出汗。生平泽。

诗青译文

大枣性味是甘平，心腹邪气主治行，安中养脾平胃气，九窍通助十二经，能补气少津液少，身中不足与大惊，四肢沉重和百药，久服长年身亦轻，叶覆麻黄令出汗，生于平泽要记清。

原 文

葡萄，味甘平。主筋骨湿痹，益气，倍力，强志，令人肥健，耐饥忍风寒。久食轻身，不老延年。可作酒。生山谷。

诗青译文

葡萄性味甘与平，主治筋骨有湿痹，耐饥风寒人肥健，益气倍力又强志，久食延年轻不老，作酒生于山谷里。

122

原 文

蓬蘽，味酸平。主安五脏，益精气，长阴令坚，强志，倍力，有子。久服轻身不老。一名覆盆。生平泽。

诗青译文

蓬蘽性味是酸平，可益精气安五脏，长阴令坚能强志，倍力有子美名扬，久服轻身人不老，覆盆平泽记心上。

原 文

鸡头实，味甘平。主湿痹，腰脊膝痛，补中，除暴疾，益精气，强志，令耳目聪明。久服，轻身不饥，耐老，神仙。一名雁啄实。生池泽。

诗青译文

性味甘平鸡头实，腰脊膝痛主湿痹，补中除暴益精气，耳目聪明又强志，轻身不饥服若久，耐老神仙雁啄实，生于池泽要知悉。

原 文

胡麻，味甘平。主伤中虚羸，补五内，益气力，长肌肉，填脑髓。久服轻身不老。一名巨胜，叶名青蘘。生川泽。

诗青译文

胡麻性味甘与平，伤中虚羸五内补，益气长肌填脑髓，轻身不老若久服，巨胜青蘘川泽住。

原 文

麻蕡，味辛平。主五劳七伤，利五脏，下血，寒气，多食令人见鬼狂走。久服通神明，轻身。一名麻勃。麻子，味甘平，主补中益气，肥健不老，神仙。生川谷。

诗青译文

麻蕡性味辛与平，五劳七伤利五脏，下血寒气又多食，令人见鬼走亦狂，通神轻身服若久，一名麻勃记心房，麻子性味甘和平，补中益气它能行，肥健不老神仙似，一生只在川谷中。

原 文

冬葵子，味甘寒。主五脏六腑寒热羸瘦，五癃，利小便。久服坚骨，长肌肉，轻身延年。

诗青译文

性味甘寒冬葵子，五脏六腑寒热主，羸瘦五癃利小便，久服长肌又坚骨，轻身延年效特殊。

原 文

苋实，味甘寒。主青盲，明目，除邪，利大小便，去寒热。久服益气力，不饥，轻身。一名马苋。

诗青译文

苋实性味是甘寒，青盲明目邪可除，又利两便去寒热，益气不饥轻久服，一名马苋要记住。

原 文

瓜蒂，味苦寒。主大水，身面四肢浮肿，下水，杀蛊毒，咳逆上气，及食诸果，病在胸腹中，皆吐下之。生平泽。

诗青译文

瓜蒂性味苦与寒，主治大水人体间，身面四肢有浮肿，下水蛊毒杀得欢，咳逆上气食诸果，病在胸腹皆吐下，一生平泽是为家。

原 文

瓜子，味甘平。主令人悦泽，好颜色，益气不饥。久服轻身耐老。一名水芝，生平泽。

诗青译文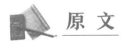

瓜子性味甘与平，令人悦泽颜色好，益气不饥它亦可，久服轻身人耐老。一名水芝生平泽。

原 文

苦菜，味苦寒。主五脏邪气，厌谷，胃痹。久服安心益气，聪察少卧，轻身耐老。一名荼草，一名选。生川谷。

诗青译文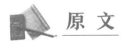

苦菜性味苦与寒，五脏邪气它来主，厌谷胃痹治亦可，安心益气若久服，聪察少卧轻耐老，荼草名选生川谷。

神农本草经

中　经

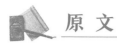 **原 文**

雄黄，味苦平寒。主寒热，鼠瘘，恶创，疽痔，死肌，杀精物、恶鬼、邪气、百虫毒，胜五兵。炼食之，轻身神仙。一名黄食石。生山谷。

诗青译文

雄黄性味苦平寒，寒热鼠瘘主治行，恶创疽痔死肌祛，恶鬼邪气杀物精，轻身神仙炼食可，百种虫毒胜五兵，黄食石名山谷生。

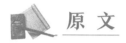 **原 文**

石流黄，味酸温。主妇人阴蚀，疽痔恶血，坚筋骨，除头秃，能化金银铜铁奇物。生山谷。

诗青译文

性味酸温石流黄，妇人阴蚀它可主，疽痔恶血筋骨坚，亦可医治人头秃，能化金银与铜铁，生于山谷要记住。

127

 原 文

雌黄，味辛平。主恶创头秃痂疥，杀毒虫虱，身痒，邪气诸毒。炼之，久服轻身、增年、不老。生山谷。

诗青译文

雌黄性味辛与平，恶疮头秃痂疥行，杀毒虫虱身体痒，邪气诸毒祛建功，炼之轻身服若久，增年不老山谷生。

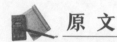

原 文

水银，味辛寒。主疥瘘痂疡，白秃，杀皮肤中虱，堕胎，除热。杀金银铜锡毒，熔化还复为丹。久服神仙，不死。生平土。

诗青译文

水银性味辛与寒，疥瘘痂疡白秃烦，能杀皮肤中有虱，堕胎除热亦承担，金银铜锡毒能祛，熔化还复又为丹，久服不死神仙似。生于平土记心间，

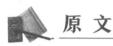

原 文

石膏，味辛微寒。主中风寒热，心下逆气惊喘，口干舌焦不得息，腹中坚痛，除邪鬼，产乳，金创。生山谷。

诗青译文

石膏性味辛微寒，中风寒热任在肩，口干舌焦不得息，心下逆气有惊喘，腹中坚痛除邪鬼，产乳金创山谷间。

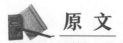

原 文

慈石，味辛寒。主周痹，风湿，肢节中痛，不可持物，洗洗酸消，除大热烦满及耳聋。一名元石。生山谷。

诗青译文

慈石性味辛与寒，风湿周痹能承担，肢节中痛难持物，洗洗即可来消酸，大热烦满耳聋除，一名元石生谷山。

原 文

凝水石，味辛寒。主身热，腹中积聚，邪气，皮中如火烧，烦满。水饮之。久服不饥。一名白水石。生山谷。

诗青译文

性味辛寒凝水石，腹聚邪气主身热，皮中火烧人烦满，水饮久服不饥饿，白水石名山谷多。

 原 文

阳起石，味咸微温。主崩中漏下，破子脏中血，癥瘕结气，寒热，腹痛，无子，阴痿不起，补不足。一名白石。生山谷。

诗青译文

味咸微温阳起石，崩中漏下来作主，可医子脏中瘀血，癥瘕结气痛在腹，寒热无子痿不起，一名白石补不足，生于山谷要记住。

 原 文

孔公孽，味辛温。主伤食不化，邪结气，恶创，疽瘘，痔，利九窍，下乳汁。生山谷。

诗青译文

性味辛温孔公孽，伤食不化邪结气，恶创疽瘘痔九窍，生于山谷下乳汁。

原 文

殷蘖，味辛温。主烂伤瘀血，泄利寒热，鼠瘘，癥瘕，结气。一名姜石。生山谷。

诗青译文

殷蘖性味辛和温，烂伤瘀血病可医，泄利寒热与鼠瘘，癥瘕结气名姜石，生于山谷要知悉。

 原 文

铁精，平。主明目化铜。铁落，味辛平，主风热，恶创，疡疽创痂，疥气在皮肤中。铁，主坚肌耐痛，生平泽。

诗青译文

130

铁精明目平化铜，铁落性味辛和平，疡疽创痂风热主，恶创疥气皮肤中，铁主坚肌能耐痛，生于平泽要分明。

 原 文

理石，味辛寒。主身热，利胃解烦，益精明目，破积聚，去三虫。一名立制石。生山谷。

诗青译文

理石性味辛与寒，身热利胃能解烦，益精明目破积聚，能去三虫记心间，立制石名山谷间。

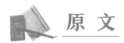

原 文

长石，味辛寒。主身热，四肢寒厥，利小便，通血脉，明目去翳眇，去三虫，杀蛊毒。久服不饥。一名方石。生山谷。

诗青译文

长石性味辛与寒，四肢寒厥身热兼，明目翳眇三虫去，能通血脉利小便，久服不饥杀蛊毒，一名方石山谷间。

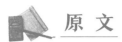

原 文

肤青，味辛平。主蛊毒，及蛇菜肉诸毒，恶创。生山谷。

诗青译文

肤青性味辛与平，蛊毒菜肉蛇毒行，亦有恶创山谷生。

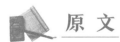

原 文

干姜，味辛温。主胸满咳逆上气，温中止血，出汗，逐风湿痹，肠澼下利，生者尤良。久服去臭气，通神明。生川谷。

诗青译文

干姜性味辛与温，胸满咳逆上气主，温中止血和出汗，风湿有痹可驱逐，肠澼下利生者良，亦去臭气若久服，又通神明生川谷。

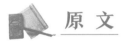

原 文

枲耳实，味甘温。主风头寒痛，风湿周痹，四肢拘挛痛，恶肉死肌。

久服益气，耳目聪明，强志轻身。一名胡枲，一名地葵。生川谷。

诗青译文

性味甘温枲耳实，风头寒痛主风湿，四肢拘挛兼周痹，疼痛恶肉又死肌，久服聪耳亦明目，强志轻身又益气，一名胡枲与地葵，生于川谷要知悉。

原　文

葛根，味甘平。主消渴，身大热，呕吐，诸痹，起阴气，解诸毒。葛谷，主下利十岁以上。一名鸡齐根。生川谷。

诗青译文

葛根性味甘与平，主治消渴身大热，呕吐诸痹起阴气，能解诸毒要记得，葛谷下利十岁上，鸡齐根名川谷多。

原　文

栝楼根，味苦寒。主消渴，身热，烦满，大热，补虚安中，续绝伤。一名地楼。生川谷及山阴。

诗青译文

性味苦寒栝楼根，消渴身热又烦满，大热补虚使中安，一名地楼绝伤续，川谷山阴时常见。

原　文

苦参，味苦寒。主心腹结气，癥瘕积聚，黄疸，溺有余沥，逐水，除痈肿，补中，明目止泪。一名水槐，一名苦蘵。生山谷及田野。

诗青译文

苦参性味苦与寒，心腹结气能承担，癥瘕积聚可逐水，溺有余沥和黄疸，明目止泪除痈肿，补中水槐记心间，一名苦𦾕田野山。

原 文

当归，味甘温。主咳逆上气，温疟，寒热，洗在皮肤中，妇人漏下绝子，诸恶创疡金创。煮饮之。一名干归。生川谷。

诗青译文

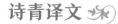

当归性味甘与温，咳逆上气它作主，妇人漏下人绝子，温疟寒热洗皮肤，诸恶疮疡与金创，煮饮干归生川谷。

原 文

麻黄，味苦温。主中风伤寒头痛，温疟，发表，出汗，去邪热气，止咳逆上气，除寒热，破癥坚积聚。一名龙沙。

诗青译文

麻黄性味苦与温，中风伤寒有头痛，温疟发表人出汗，去邪热气它亦能，咳逆上气除寒热，癥坚积聚破可行，一名龙沙要知情。

原 文

通草，味辛平。主去恶虫，除脾胃寒热，通利九窍血脉关节，令人不忘。一名附支。生山谷。

诗青译文

　　通草性味辛和平，脾胃寒热去恶虫，九窍血脉关节利，令人不忘附支名，生于山谷要记清。

原 文

　　芍药，味苦平。主邪气腹痛，除血痹，破坚积寒热，疝瘕，止痛，利小便，益气。生川谷及丘陵。

诗青译文

　　芍药性味苦与平，邪气腹痛血痹除，疝瘕破坚积寒热，止痛又利小便出，益气丘陵与川谷。

原 文

　　蠡实，味甘平。主皮肤寒热，胃中热气，风寒湿痹，坚筋骨，令人嗜食。久服轻身。花叶，去白虫。一名剧草，一名三坚，一名豕首。生川谷。

诗青译文

　　蠡实性味是甘平，皮肤寒热主治行，胃中热气坚筋骨，风寒湿痹嗜食令，久服轻身它亦可，花叶又能去白虫，剧草三坚名豕首，生于川谷要知情。

原 文

　　瞿麦，味苦寒。主关格，诸癃结，小便不通，出刺，决痈肿，明目去翳，破胎堕子，下闭血。一名巨句麦。生川谷。

诗青译文

瞿麦性味苦与寒，关格癃结来作主，小便不通可出刺，痈肿去翳和明目，破胎堕子下闭血，巨句麦名生川谷。

原 文

元参，味苦微寒。主腹中寒热积聚，女子产乳余疾，补肾气，令人目明。一名重台。生川谷。

诗青译文

元参性味苦微寒，腹中寒热积聚主，女子产乳余疾病，可补肾气又明目，一名重台生川谷。

原 文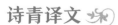

秦艽，味苦平。主寒热邪气，寒湿风痹，肢节痛，下水，利小便。生山谷。

诗青译文

秦艽性味苦与平，寒热邪气来做主，寒湿风痹肢节痛，下利小便生山谷。

原 文

百合，味甘平。主邪气，腹胀心痛，利大小便，补中益气。生川谷。

诗青译文

百合性味甘与平，邪气腹胀主心痛，补中益气利两便，生于川谷记心中。

 原 文

知母，味苦寒。主消渴，热中，除邪气，肢体浮肿，下水，补不足，益气。一名蚔母，一名连母，一名野蓼，一名地参，一名水参，一名水浚，一名货母，一名蝭母。生川谷。

诗青译文

知母性味苦与寒，主治消渴兼热中，除邪下水补不足，益气肢体有浮肿，蚔母连母与野蓼，地参水参水浚名，货母蝭母川谷生。

 原 文

贝母，味辛平。主伤寒烦热，淋沥，邪气，疝瘕，喉痹，乳难，金创，风痉。一名空草。

 136

诗青译文

贝母性味是辛平，伤寒烦热与淋沥，邪气喉痹和疝瘕，乳难金创风痉时，又名空草记心里。

 原 文

白茝，味辛温。主女人漏下赤白，血闭，阴肿，寒热，风头侵目，泪出，长肌肤、润泽，可作面脂。一名芳香。生川谷。

诗青译文

白茝性味辛和温，女人漏下为赤白，血闭阴肿与寒热，风头侵目泪出来，润泽长肌作面脂，一名芳香川谷栽。

原 文

淫羊藿,味辛寒。主阴痿,绝伤,茎中痛,利小便。益气力,强志。一名刚前。生山谷。

诗青译文

性味辛寒淫羊藿,阴痿绝伤茎中痛,益气强志利小便,一名刚前山谷生。

 原 文

黄芩,味苦平。主诸热黄疸,肠澼,泄利,逐水,下血闭,恶创疽蚀,火疡。一名腐肠。生川谷。

诗青译文

黄芩性味苦与平,诸热黄疸来主治,肠澼泄利和逐水,恶创疽蚀下血闭,火疡腐肠川谷里。

 原 文

狗脊,味苦平。主腰背强,关机缓急,周痹,寒湿膝痛。颇利老人。一名百枝。生川谷。

诗青译文

狗脊性味苦与平,关机缓急腰背强,寒湿膝痛和周痹,颇利老人记心上,一名百枝川谷藏。

原文

石龙芮，味苦平。主风寒湿痹，心腹邪气，利关节，止烦满。久服轻身明目，不老。一名鲁果能，一名地椹。生川泽石边。

诗青译文

性味苦平石龙芮，风寒湿痹主治行，心腹邪气关节利，服后烦满亦止停，轻身明目人不老，一名称作鲁果能，地椹川泽石边生。

 原文

茅根，味甘寒。主劳伤虚羸，补中益气，除瘀血，血闭寒热，利小便。其苗，主下水。一名兰根，一名茹根。生山谷及田野。

诗青译文

茅根性味是甘寒，劳伤虚羸能承担，补中益气除瘀血，血闭寒热利小便，其苗亦能主下水，兰根茹根生野山。

原文

紫菀，味苦温。主咳逆上气，胸中寒热结气，去蛊毒痿蹶，安五脏。生山谷。

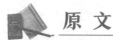 **诗青译文**

紫菀性味苦与温，咳逆上气来作主，胸中寒热有结气，能去痿蹶和蛊毒，又安五脏生山谷。

原 文

紫草，味苦寒。主心腹邪气、五疸，补中益气，利九窍，通水道。一名紫丹，一名紫芙。生山谷。

诗青译文

紫草性味苦与寒，心腹邪气主五疸，补中益气利九窍，通利水道名紫丹，又名紫芙山谷间。

 原 文

败酱，味苦平。主暴热火疮，赤气，疥瘙，疽痔，马鞍，热气。一名鹿肠。生川谷。

诗青译文

败酱性味苦与平，暴热火疮赤气行，马鞍疥瘙与疽痔，热气又为鹿肠名，生于川谷要记清。

 原 文

白鲜，味苦寒。主头风，黄疸，咳逆，淋沥，女子阴中肿痛，湿痹死肌，不可屈伸，起止行步。生川谷。

诗青译文

白鲜性味苦与寒，主治头风和黄疸，亦有咳逆兼淋沥，女子肿痛在阴间，湿痹死肌难屈伸，起止行步生谷川。

原　文

酸浆，味酸平。主热烦满，定志益气，利水道。产难，吞其实立产。一名醋酱。生川泽。

诗青译文

酸浆性味是酸平，有热烦满此药行，定志益气利水道，难产吞实立刻成，一名醋酱川泽生。

 原　文

紫参，味苦辛寒。主心腹积聚，寒热邪气。通九窍，利大小便。一名牡蒙。生山谷。

诗青译文

140

紫参性味苦辛寒，心腹积聚能承担，寒热邪气通九窍，又可利人大小便，牡蒙为名山谷间。

原　文

藁本，味辛温。主妇人疝瘕，阴中寒肿痛，腹中急，除风头痛，长肌肤，说颜色。一名鬼卿，一名地新。生山谷。

诗青译文

藁本性味辛与温，妇人疝瘕可来主，腹急阴中寒肿痛，除风头痛长肌肤，一名鬼卿悦颜色，一名地新生山谷。

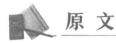 **原 文**

　　石韦，味苦平。主劳热邪气，五癃闭不通，利小便水道。一名石鞭。生山谷石上。

诗青译文

　　石韦性味苦与平，劳热邪气主治行，五癃有闭不畅顺，可利小便水道通，山谷石上石鞭名。

 原 文

　　萆薢，味苦平。主腰背痛，强骨节，风寒湿周痹，恶创不瘳，热气。生山谷。

诗青译文

　　萆薢性味苦与平，主治腰背痛时强，骨节风寒湿周痹，热气不瘳有恶创，生于山谷记心房。

原 文

　　白薇，味苦平。主暴中风，身热，肢满，忽忽不知人，狂惑，邪气，寒热酸疼，温疟洗洗，发作有时。生川谷。

诗青译文

　　白薇性味苦与平，主暴中风身为热，忽不知人和肢满，寒热酸疼邪狂惑，发作有时温疟洗，生于川谷要记得。

原 文

水萍,味辛寒。主暴热身痒,下水气,胜酒,长须发,消渴。久服轻身。一名水华。生池泽。

诗青译文

水萍性味是辛寒,暴热身痒水气下,能止消渴兼胜酒,久服轻身长须发,生于池泽名水华。

 原 文

王瓜,味苦寒。主消渴内痹瘀血,月闭,寒热,酸疼,益气,愈聋。一名土瓜。生平泽。

诗青译文

王瓜性味苦与寒,消渴内痹任挑肩,又有瘀血和月闭,寒热酸疼亦承担,益气耳聋犹可愈,一名土瓜平泽间。

 原 文

地榆,味苦微寒。主妇人乳痓痛,七伤,带下病,止痛。除恶肉,止汗,疗金创。生山谷。

诗青译文

地榆性味苦微寒,妇人乳痓痛七伤,带下止痛除恶肉,止汗亦可疗金创,生于山谷记心上。

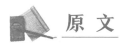 原 文

海藻，味苦寒。主瘿瘤气，颈下核，破散结气，痈肿癥瘕坚气，腹中上下鸣，下十二水肿。一名落首。生池泽。

诗青译文

海藻性味苦与寒，瘿瘤气主颈下核，破散结气与痈肿，癥瘕坚气腹鸣多，能下水肿有十二，一名落首生池泽。

 原 文

泽兰，味苦微温。主乳妇衄血，中风余疾，大腹水肿，身面四肢浮肿，骨节中水，金创痈肿疮脓。一名虎兰，一名龙枣。生大泽旁。

诗青译文

泽兰性味苦微温，乳妇衄血主治行，大腹水肿中风疾，身面四肢有浮肿，骨节中水与金创，痈肿疮脓虎兰名，一名龙枣泽旁生。

143

原 文

防己，味辛平。主风寒温疟，热气，诸痫，除邪，利大小便。一名解离。生川谷。

诗青译文

防己性味是辛平，风寒温疟热气主，诸痫除邪利两便，一名解离生川谷。

原 文

款冬花，味辛温。主咳逆上气，善喘，喉痹，诸惊痫，寒热邪气。一名橐吾，一名颗冻，一名虎须，一名免奚。生山谷。

诗青译文

性味辛温款冬花，咳逆上气主善喘，诸多惊痫与喉痹，寒热邪气亦除完，橐吾颗冻名虎须，又称免奚生谷山。

 原 文

牡丹，味辛寒。主寒热，中风，瘛疭，痉，惊痫，邪气，除癥坚，瘀血留舍肠胃，安五脏，疗痈创。一名鹿韭，一名鼠姑。生山谷。

诗青译文

牡丹性味辛与寒，寒热中风瘛疭痉，惊痫邪气癥坚除，瘀血留舍肠胃中，能疗痈创安五脏，鹿韭鼠姑山谷生。

 原 文

马先蒿，味平。主寒热，鬼注，中风湿痹，女子带下病，无子。一名马屎蒿。生川泽。

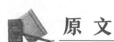 **诗青译文**

性味苦平马先蒿，寒热鬼注在肩挑，中风湿痹女带下，无子又名马屎蒿，生于川泽要知晓。

原 文

积雪草，味苦寒。主大热，恶创痈疽浸淫，赤熛，皮肤赤，身热。生川谷。

诗青译文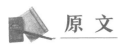

性味苦寒积雪草，恶疮痈疽主大热，浸淫赤熛皮肤赤，身热川谷要记得。

 原 文

女菀，味辛温。主风洗洗，霍乱，泄利，肠鸣上下无常处，惊痫，寒热百疾。生川谷，或山阳。

诗青译文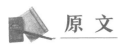

女菀性味是辛温，主风洗洗效果殊，霍乱泄利亦须知，肠鸣上下无常处，惊痫寒热有百疾，川谷山阳要记住。

 原 文

王孙，味苦平。主五脏邪气，寒湿痹，四肢疼酸，膝冷痛。生川谷。

诗青译文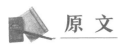

王孙性味苦与平，五脏邪气寒湿痹，四肢疼酸膝冷痛，生于川谷要牢记。

 原 文

蜀羊泉，味苦微寒。主头秃恶创，热气，疥瘙，痂癣虫，疗龋齿。生川谷。

诗青译文

味苦微寒蜀羊泉，头秃恶创任在肩，热气疥瘙痂癣虫，又疗龋齿生谷川。

原 文

爵床，味咸寒。主腰脊痛，不得着床，俯仰艰难，除热，可作浴汤。生山谷及田野。

诗青译文

爵床性味是咸寒，腰脊有痛难着床，俯仰艰难能除热，生于山野作浴汤。

原 文

假苏，味辛温。主寒热，鼠瘘，瘰疬生创，破结聚气，下瘀血，除湿痹。一名鼠蓂。生川泽。

诗青译文

假苏性味是辛温，寒热鼠瘘与瘰疬，破结聚气又生创，亦下瘀血除湿痹，鼠蓂为名川泽里。

原 文

翘根，味甘寒平。主下热气，益阴精，令人面悦好，明目。久服轻身耐老。生平泽。

诗青译文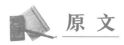

翘根性味甘寒平，主下热气益阴精，令人面悦好明目，久服耐老一身轻，生于平泽要分明。

原文

桑根白皮，味甘寒。主伤中，五劳六极，羸瘦，崩中，脉绝，补虚益气。叶，主除寒热，出汗。桑耳，黑者，主女子漏下，赤白汁，血病，癥瘕积聚，腹痛，阴阳寒热，无子。五木耳，名檽，益气不饥，轻身强志。生山谷。

诗青译文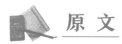

性味甘寒桑白皮，五劳六极主伤中，崩中脉绝人羸瘦，补虚益气亦能行，叶除寒热使出汗，桑耳黑者女漏下，赤白为汁与血病，积聚腹痛和癥瘕，阴阳寒热人无子，五木耳又名檽加，益气不饥生山谷，轻身强志人人夸。

原文

竹叶，味苦平。主咳逆上气，溢筋急，恶疡，杀小虫。根，作汤，益气止渴，补虚下气。汁，主风痓。实，通神明，轻身益气。

诗青译文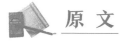

竹叶性味苦与平，主治咳逆上气忙，溢筋有急恶疡亦，能杀小虫根作汤，益气能止人口渴，补虚下气又为良，可主风痓用其汁，若通神明用其实，其实轻身又益气。

原文

吴茱萸，味辛温。主温中，下气，止痛，咳逆，寒热，除湿血痹，逐风邪，开凑理。根，杀三虫。一名藙。生山谷。

诗青译文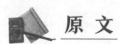

性味辛温吴茱萸，下气止痛主温中，湿血痹除与咳逆，亦主寒热逐邪风，腠理开根杀三虫，一名为藙山谷生。

原　文

栀子，味苦寒。主五内邪气，胃中热气面赤，酒疱，皶鼻，白赖，赤癞，创疡。一名木丹。生川谷。

诗青译文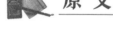

栀子性味苦与寒，五内邪气能承担，胃中热气与面赤，酒疱皶鼻亦能兼，白赖创疡和赤癞，生于川谷名木丹。

原　文

芜荑，味辛。主五内邪气，散皮肤骨节中淫淫温行毒，去三虫，化食。一名无姑，一名薮薚。生川谷。

诗青译文

芜荑性味是为辛，主治五内有邪气，皮肤骨节淫温散，能去三虫又化食，无姑薮薚川谷里。

原　文

枳实，味苦寒。主大风在皮肤中，如麻豆苦痒，除寒热结，止利。长肌肉，利五脏，益气轻身。生川谷。

诗青译文

枳实性味苦与寒，主治大风皮肤间，麻豆苦痒能止利，除寒热结亦承担，能长肌肉利五脏，益气轻身生谷川。

原文

厚朴，味苦温。主中风、伤寒、头痛、寒热、惊悸气、血痹死肌，去三虫。生山谷。

诗青译文

厚朴性味苦与温，中风伤寒头痛主，寒热又兼惊悸气，血痹死肌三虫除，生于山谷要记住。

原文

秦皮，味苦微寒。主风寒湿痹，洗洗寒气，除热，目中青翳白膜。久服头不白，轻身。生川谷。

诗青译文

秦皮性味苦微寒，风寒湿痹要记得，洗洗寒气除热去，目中青翳见白膜，轻身头黑服若久，生于川谷不多说。

原文

秦椒，味辛温。主风邪气，温中除寒痹，坚齿发，明目。久服，轻身，好颜色，耐老增年，通神。生川谷。

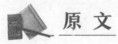

诗青译文

秦椒性味辛与温，主风邪气记在心，温中能除寒痹去，齿发亦坚明目真，久服轻身颜色好，耐老增年可通神，生于川谷要留存。

原 文

山茱萸，味酸平。主心下邪气，寒热，温中，逐寒湿痹，去三虫。久服轻身。一名蜀枣。生山谷。

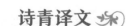

诗青译文

性味酸平山茱萸，心下邪气寒热主，逐寒湿痹温中可，久服轻身三虫除，一名蜀枣生山谷。

原 文

150

紫葳，味酸微寒。主妇人产乳余疾，崩中，癥瘕，血闭，寒热，羸瘦，养胎。生川谷。

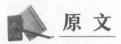

诗青译文

紫葳性味酸微寒，妇乳余疾任在肩，崩中癥瘕与血闭，寒热羸瘦养胎兼，生于川谷记心间。

原 文

猪苓，味甘平。主痎疟，解毒蛊注，不祥，利水道。久服轻身耐老。一名猳猪屎。生山谷。

诗青译文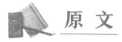

猪苓性味是甘平，痎疟解毒均可主，蛊注不祥利水道，轻身耐老若久服，豭猪屎名生山谷。

📖 原 文

白棘，味辛寒。主心腹痛，痈肿溃脓，止痛。一名棘针。生川谷。

诗青译文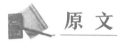

白棘性味是辛寒，心腹有痛能承担，痈肿溃脓痛可止，一名棘针生谷川。

📖 原 文

龙眼，味甘平。主五脏邪气，安志厌食。久服，强魂聪明，轻身，不老，通神明。一名益智。生山谷。

诗青译文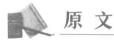

龙眼性味是甘平，五脏邪气主安志，厌食久服强魂魄，聪明轻身不老时，一名益智通神明，生于山谷要知悉。

151

📖 原 文

松罗，味苦平。主瞋怒邪气，止虚汗头风，女子阴寒肿病。一名女萝。生山谷。

诗青译文

松罗性味苦与平，瞋怒邪气主来行，亦祛头风止虚汗，女子阴寒肿痛病，一名女萝山谷生。

原 文

卫矛，味苦寒。主女子崩中下血，腹满汗出，除邪，杀鬼毒蛊注。一名鬼箭。生山谷。

诗青译文

卫矛味苦寒无毒，女子崩中下血主，腹满汗出除邪去，可杀鬼毒与蛊注。一名鬼箭生山谷。

原 文

合欢，味甘平。主安五脏，利心志，令人欢乐无忧。久服轻身明目得所欲。生山谷。

诗青译文

合欢性味甘与平，主安五脏利心志，令人无忧多欢乐，久服轻身明目时，得其所欲山谷里。

原 文

白马茎，味咸平。主伤中脉绝，阴不起。强志益气，长肌肉，肥健，生子。眼，主惊痫，腹满，疟疾，当杀用之。悬蹄，主惊邪，癥瘕，乳难，辟恶气鬼毒蛊注不祥。生平泽。

诗青译文

性味咸平白马茎，伤中脉绝阴不起，强志益气肌肉长，亦有肥健与生子，惊痫腹满疟疾眼，惊邪癥瘕用悬蹄，乳难亦可辟恶气，鬼毒蛊注不祥见，生于平泽要熟悉。

 原 文

鹿茸，味甘温。主漏下恶血、寒热、惊痫，益气强志，生齿不老。角，主恶创痈肿，逐邪恶气，留血在阴中。

诗青译文

鹿茸性味甘和温，漏下恶血寒热行，益气强志惊痫亦，使人不老牙齿生，恶创痈肿角来主，逐邪恶气血阴中。

 原 文

牛角鰓，下闭血，瘀血，疼痛，女人带下血。髓，补中填骨髓。久服增年。胆可丸药。

诗青译文

牛角鰓来下闭血，亦有瘀血与疼痛，又兼女人血带下，能填骨髓亦补中，久服增年人康健，胆可入药做成丸。

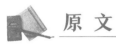 原 文

羖羊角，味咸温。主青盲明目，杀疥虫，止寒泄，辟恶鬼虎狼，止惊悸。久服安心益气轻身。生川谷。

诗青译文

性味咸温羖羊角，青盲明目杀疥虫，可止寒泄与惊悸，恶鬼虎狼辟亦能，安心益气轻服久，生于川谷要分明。

原文

牡狗阴茎，味咸平。主伤中，阴痿不起，令强热大，生子，除女子带下十二疾。一名狗精。胆主明目。

诗青译文

牡狗阴茎味咸平，阴痿不起主伤中，令强热大能生子，除女带下十二病，胆主明目名狗精。

 ## 原 文

羚羊角，味咸寒。主明目，益气，起阴，去恶血注下，辟蛊毒恶鬼不祥，安心气，常不魇寐。生川谷。

诗青译文

性味咸寒羚羊角，益气起阴主明目，恶血注下去亦可，蛊毒恶鬼不祥除，常不魇寐安心气，生于川谷要记住。

 ## 原 文

犀角，味苦寒。主百毒蛊注、邪鬼、瘴气，杀钩吻鸩羽蛇毒，除迷惑，不魇寐。久服轻身。生川谷。

诗青译文

犀角性味苦与寒，百毒蛊注来作主，邪鬼瘴气治亦可，杀钩吻鸩羽蛇毒，又除迷惑不魇寐，久服轻身生川谷。

原 文

燕铋，味辛平。主蛊毒鬼注，逐不样邪气，破五癃，利小便。生平谷。

诗青译文

燕铋性味辛和平，主治蛊毒与鬼注，又逐不样之邪气，五癃能破小便出，生于平谷要记住。

 原 文

天鼠铋，味辛寒。主面痈肿，皮肤洗洗时痛，肠中血气，破寒热积聚，除惊悸。一名鼠泻，一名石肝。生山谷。

诗青译文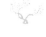

性味辛寒天鼠铋，面目痈肿来作主，皮肤洗洗时而痛，肠中血气效果殊，寒热积聚除惊悸，一名石肝又鼠泻，生于山谷要记住。

原 文

猬皮，味苦平。主五痔阴蚀，下血，赤白五色，血汁不止，阴肿痛引腰背。酒煮杀之。生川谷。

诗青译文

猬皮性味苦与平，五痔阴蚀下血行，赤白五色血不止，牵引腰背阴肿痛，酒煮杀之川谷生。

原文

露蜂房，味苦平。主惊痫瘛疭、寒热邪气、癫疾、鬼精、蛊毒、肠痔。火熬之良。一名蜂肠。生山谷。

诗青译文

性味苦平露蜂房，惊痫瘛疭莫惊慌，寒热邪气与癫疾，鬼精蛊毒与痔肠，火熬为良蜂肠名，生于山谷美名扬。

 原文

鳖甲，味咸平。主心腹癥瘕坚积、寒热，去痞、息肉、阴蚀、痔、恶肉。生池泽。

诗青译文

鳖甲性味是咸平，心腹癥瘕主治行，坚积寒热痞可去，息肉阴蚀痔亦能，又除恶肉池泽生。

 原文

蟹，味咸寒。主胸中邪气，热结痛，喎僻，面肿，败漆，烧之致鼠。生池泽。

诗青译文

蟹之性味是咸寒，胸中邪气热结痛，喎僻面肿和败漆，烧之致鼠池泽生。

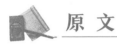 **原 文**

柞蝉，味咸寒。主小儿惊痫，夜啼，癫病，寒热。生杨柳上。

诗青译文

柞蝉性味是咸寒，夜啼小儿主惊痫，又医癫病与寒热，杨柳之上听柞蝉。

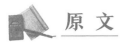 **原 文**

蛴螬，味咸微温。主恶血，血瘀，痹气，破折血在胁下坚满痛，月闭，目中淫肤，青翳白膜。一名蟦蛴。生平泽。

诗青译文

蛴螬性味咸微温，恶血血瘀主痹气，破折有血在胁下，坚满疼痛与月闭，目中淫肤治亦可，青翳白膜名蟦蛴，生于平泽记心里。

157

 原 文

乌贼鱼骨，味咸微温。主女子漏下赤白经汁，血闭，阴蚀肿痛，寒热癥瘕，无子。生池泽。

诗青译文

味咸微温乌贼骨，主治女子有漏下，赤白经汁与血闭，阴蚀肿痛见癥瘕，寒热无子池泽家。

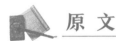 **原 文**

白僵蚕，味咸。主小儿惊痫夜啼，去三虫，灭黑皯，令人面色好，男

子阴疡病。生平泽。

诗青译文

味道为咸白僵蚕，小儿惊痫啼夜间，令人面好三虫去，男子阴疡灭黑䵟，生于平泽记心田。

原 文

鲍鱼甲，味辛微温。主心腹癥瘕，伏坚，积聚，寒热，女子崩中，下血五色，小腹阴中相引痛，创疥，死肌。生池泽。

诗青译文

鲍鱼甲性味辛微温，心腹癥瘕主伏坚，女子崩中积寒热，下血五色亦承担，小腹阴中相引痛，创疥死肌池泽边。

原 文

樗鸡，味苦平。主心腹邪气，阴痿，益精，强志，生子，好色。补中轻身。生川谷。

诗青译文

樗鸡性味苦与平，心腹邪气阴痿行，益精强志可生子，好色补中人身轻，生于川谷要知情。

原 文

活蝓，味咸寒。主贼风，㖞僻，轶筋及脱肛，惊痫挛缩。一名陵蠡。生池泽。

诗青译文

活蝓性味是咸寒，贼风喝僻它来主，轶筋脱肛治亦可，惊痛挛缩名陵蠡，生于池泽要记住。

原 文

石龙子，味咸寒。主五癃邪，结气，破石淋，下血，利小便水道。一名蜥蜴。生川谷。

诗青译文

性味咸寒石龙子，主治五癃邪结气，能破石淋又下血，小便水道可通利，生于川谷名蜥蜴。

原 文

木虻，味苦平。主目赤痛，眦伤泪出，瘀血，血闭，寒热酸惭，无子。一名魂常。生川泽。

诗青译文

木虻性味苦与平，眦伤泪出目赤痛，瘀血血闭寒热酸，无子魂常川泽生。

原 文

蜚虻，味苦微寒。主逐瘀血，破下血积坚癖癥瘕寒热，通利血脉及九窍。生川谷。

诗青译文

蜚虻性味苦微寒，破下血积瘀血逐，坚癖癥瘕寒与热，通利血脉九窍处，生于川谷要记住。

原文

蜚廉，味咸寒。主血瘀，癥坚，寒热，破积聚，喉咽痹，内寒无子。生川泽。

诗青译文

蜚廉性味是咸寒，血瘀癥坚寒热主，能破积聚喉咽痹，内寒无子川泽出。

原文

䗪虫，味咸寒。主心腹寒热洗洗，血积癥瘕，破坚，下血闭，生子大良。一名地鳖。生川泽。

诗青译文

䗪虫性味是咸寒，心腹寒热洗洗时，血积癥瘕坚能破，生子大良下血闭，一名地鳖川泽里。

原文

伏翼，味咸平。主目瞑，明目，夜视有精光。久服令人喜乐，媚好无忧。一名蝙蝠。生川谷。

诗青译文

伏翼性味是咸平，主治明目与目瞑，夜视精光亦可治，久服令人笑盈盈，媚好无忧名蝙蝠。生于川谷要知情。

160

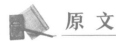

原 文

梅实，味酸平。主下气，除热烦满，安心，肢体痛，偏枯不仁，死肌，去青黑志、恶疾。生川谷。

诗青译文

梅实性味是酸平，除热烦满主下气，亦可安心肢体痛，偏枯不仁去死肌，青黑志去除疾恶，生于川谷要牢记。

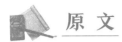

原 文

大豆黄卷，味甘平。主湿痹，筋挛，膝痛。生大豆，涂痈肿。煮汁饮，杀鬼毒，止痛。赤小豆，主下水，排痈肿脓血。生平泽。

诗青译文

豆卷性味是甘平，湿痹筋挛膝痛主，涂去痈肿生大豆，煮饮止痛杀鬼毒，主治下水赤小豆，痈肿脓血可排出，生于平泽要记住。

原 文

粟米，味咸微苦。主养肾气，去胃脾中热，益气。陈者味苦，主胃热，消渴，利小便。

诗青译文

粟米性味咸微苦，胃脾中热养肾气，益气陈者为苦味，胃热消渴小便利。

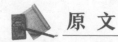 **原　文**

黍米，味甘温。主益气补中，多热令人烦。

诗青译文

黍米性味甘与温，益气补中来做主，多热令人烦恼出。

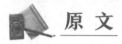 **原　文**

蓼实，味辛温。主明目温中，耐风寒，下水气，面目浮肿、痈疡。马蓼，去肠中蛭虫。轻身。生川泽。

诗青译文

蓼实性味是辛温，明目温中耐风寒，面目浮肿下水气，痈疡亦可记心田，肠中蛭虫去马蓼，轻身出生在泽川。

 原　文

葱实，味辛温。主明目，补中不足。其茎可作汤，主伤寒寒热、出汗、中风面目肿。

诗青译文

葱实性味是辛温，补中不足把目明，其茎可作汤来饮，伤寒寒热见汗出，中风时见面目肿。

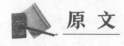 **原　文**

䪼，味辛温。主金创、创败。轻身不饥，耐老。生平泽。

诗青译文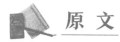

龘性味是辛温，金创创败皆可主，轻身不饥人耐老，生于平泽要记住。

原 文

水苏，味辛微温。主下气，辟口臭，去毒，辟恶。久服，通神明，轻身，耐老。生池泽。

诗青译文

水苏性味辛微温，主治下气口臭多，去毒又兼辟恶气，久服通神要记得，轻身耐老生池泽。

神农本草经

下　经

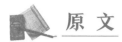

原 文

石灰，味辛温。主疽疡，疥瘙，热气，恶创，癞疾，死肌，堕眉，杀痔虫，去黑子息肉。一名恶灰。生山谷。

诗青译文

石灰性味辛与温，疽疡疥瘙热气侵，恶疮癞疾亦可治，又有死肌堕眉人，黑子息肉杀痔虫。一名恶灰山谷身。

原 文

礜石，味辛大热。主寒热，鼠瘘，蚀创，死肌，风痹，腹中坚，一名青分石，一名立制石，一名固羊石，出山谷。

诗青译文

味辛大热说礜石，寒热鼠瘘主死肌，蚀创风痹腹中坚，青分立制固羊石，生于山谷要知悉。

原 文

铅丹，味辛微寒。主上逆胃反，惊痫癫疾，除热下气。炼化还成九光。久服通神明。生平泽。

诗青译文

铅丹性味辛微寒，主治上逆与胃反，炼化还可成九光，除热下气惊痫癫，久服通神平泽间。

原 文

粉锡，味辛寒。主伏尸毒螫，杀三虫。一名解锡。锡镜鼻，主女子血闭，癥瘕，伏肠，绝孕。生山谷。

诗青译文

粉锡性味辛与寒，伏尸毒螫三虫完，又名解锡锡镜鼻，女子血闭不得闲，癥瘕伏肠和绝孕，生于山谷皆承担。

 ## 原 文

代赭，味苦寒。主鬼注、贼风、蛊毒，杀精物恶鬼，腹中毒邪气，女子赤沃漏下。一名须丸。生山谷。

诗青译文

代赭性味苦与寒，鬼注贼风蛊毒兼，能杀精物除恶鬼，腹中毒邪气艰难，女子赤沃时漏下，生于山谷名须丸。

原 文

戎盐，主明目。目痛，益气，坚肌骨，去毒蛊。大盐，令人吐。卤盐，味苦寒，主大热，消渴狂烦，除邪及下蛊毒，柔肌肤。

诗青译文

戎盐功效为明目，目痛益气坚肌骨，毒蛊亦可被除去，若是大盐令呕吐，卤盐性味苦与寒，消渴狂烦大热主，除邪又将蛊毒下，亦能柔润人肌肤。

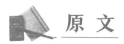

原　文

白垩，味苦温。主女子寒热癥瘕，月闭，积聚。生山谷。

诗青译文

白垩性味苦和温，主女寒热与癥瘕，亦治月闭兼积聚，终身山谷作为家。

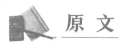

原　文

冬灰，味辛微温。主黑子，去疣息肉，疽蚀，疥瘙。一名藜灰。生川泽。

诗青译文

冬灰性味辛微温，去疣息肉黑子真，又主疽蚀与疥瘙，一名藜灰川泽身。

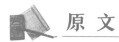

原　文

青琅玕，味辛平。主身痒、火创、痈伤、疥瘙、死肌。一名石珠。生平泽。

诗青译文

性味辛平青琅玕，主治身痒火创行，痈伤疥瘙与死肌，生于平泽石珠名。

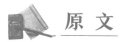

原　文

附子，味辛温。主风寒咳逆邪气，温中，金创，破癥坚积聚，血瘕，寒湿，跛躄拘挛，膝痛，不能行走。生山谷。

诗青译文

附子性味辛且温，风寒咳逆邪气主，既能温中与金创，癥坚积聚又破除，血瘕寒湿拘挛跛，膝痛难行生山谷。

原文

乌头，味辛温。主中风，恶风洗洗，出汗，除寒湿痹，咳逆上气，破积聚，寒热。其汁煎之，名射罔，杀禽兽。一名奚毒，一名即子，一名乌喙。生山谷。

诗青译文

乌头性味辛和温，中风恶风洗汗出，咳逆上气寒湿痹，积聚寒热可破除，其汁煎之名射罔，能杀禽兽名奚毒，即子乌喙生山谷。

原文

天雄，味辛温。主大风，寒湿痹，历节痛，拘挛缓急，破积聚、邪气、金创，强筋骨，轻身健行。一名白幕。生山谷。

诗青译文

天雄性味是辛温，主治大风寒湿痹，拘挛缓急历节痛，金创积聚破邪气，轻身健行强筋骨，一名白幕山谷里。

原文

半夏，味辛平。主伤寒寒热，心下坚，下气，喉咽肿痛，头眩胸胀，咳逆，肠鸣，止汗。一名地文，一名水玉。生川谷。

诗青译文

半夏性味是辛平，伤寒寒热心下坚，喉咽肿痛与下气，亦有胸胀和头眩，止汗肠鸣兼咳逆，地文水玉生谷川。

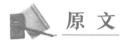

原 文

虎掌，味苦温。主心痛，寒热，结气，积聚，伏梁，伤筋痿，拘缓，利水道。生山谷。

诗青译文

虎掌性味苦与温，心痛寒热结气主，积聚伏梁能治愈，筋痿拘缓伤可除，又利水道生山谷。

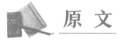

原 文

鸢尾，味苦平。主蛊毒，邪气，鬼注，诸毒，破癥瘕积聚，去水，下三虫。生山谷。

诗青译文

鸢尾性味苦和平，主治蛊毒邪气行，鬼注诸毒与去水，癥瘕积聚破除能，生于山谷下三虫。

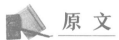

原 文

大黄，味苦寒。主下瘀血，血闭，寒热，破癥瘕积聚，留饮宿食，荡涤肠胃，推陈致新，通利水谷，调中化食，安和五脏。生山谷。

诗青译文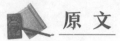

　　大黄性味苦与寒，瘀血血闭寒热主，可破癥瘕与积聚，荡涤肠胃饮食宿，推陈致新水谷利，调中化食人舒服，安和五脏生山谷。

原　文

　　亭历，味辛寒。主癥瘕积聚，结气，饮食，寒热，破坚。一名大室，一名大适。生平泽及田野。

诗青译文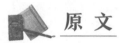

　　亭历性味是辛寒，癥瘕积聚和结气，饮食寒热坚可破，又名大室与大适，平泽田野两地宜。

原　文

　　桔梗，味辛微温。主胸胁痛如刀刺，腹满，肠鸣幽幽，惊恐悸气。生山谷。

诗青译文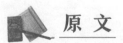

　　桔梗性味辛微温，胸胁痛如刀刺主，肠鸣幽幽腹内满，惊恐悸气生山谷。

原　文

　　莨荡子，味苦寒。主齿痛，出虫，肉痹拘急，使人健行，见鬼，多食令人狂走。久服轻身。走及奔马，强志，益力，通神。一名横唐。生川谷。

诗青译文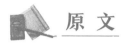

性味苦寒莨荡子，齿痛出虫它来治，肉痹拘急行者健，见鬼狂走人多食，久服轻身及奔马，益力通神又强志，一名横唐川谷里。

原 文

草蒿，味苦寒。主疥瘙痂痒，恶疮，杀虱，留热在骨节间，明目。一名青蒿，一名方溃。生川泽。

诗青译文

草蒿性味苦和寒，疥瘙痂痒恶疮兼，既能杀虱又明目，亦治留热骨节间，青蒿方溃生泽川。

原 文

旋覆花，味咸温。主结气，胁下满，惊悸，除水，去五脏间寒热，补中下气。一名金沸草，一名盛椹。生川谷。

诗青译文

性味咸温旋覆花，结气惊悸胁下满，五脏寒热去除水，补中下气名盛椹，金沸草名生谷川。

原 文

藜芦，味辛寒有毒。主蛊毒，咳逆，泄利，肠澼，头疡，疥瘙，恶创，杀诸蛊毒，去死肌。一名葱苒。生山谷。

诗青译文

藜芦味辛寒有毒，蛊毒咳逆来做主，泄利头痛和肠澼，疥瘙恶创杀蛊毒，死肌葱苒生山谷。

原文

钩吻，味辛温。主金创乳痓，中恶风，咳逆上气，水肿，杀鬼注蛊毒。一名野葛。生山谷。

诗青译文

钩吻性味是辛温，金创乳痓中恶风，水肿咳逆兼上气，鬼注蛊毒杀亦能，生于山谷野葛名。

原文

172

射干，味苦平。主咳逆上气，喉痹咽痛不得消息，散急气，腹中邪逆，食饮大热。一名乌扇，一名乌蒲。生川谷。

诗青译文

射干性味苦和平，主治咳逆上气行，喉痹咽痛消息隐，能散急气逆腹中，食饮大热名乌扇，生于川谷乌蒲名。

原文

蛇合，味苦微寒。主惊痫寒热邪气，除热，金创，疽痔，鼠瘘，恶创，头疡。一名蛇衔。生山谷。

诗青译文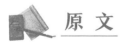

蛇合性味苦微寒，寒热邪气主惊痫，除热金创与疽痔，鼠瘘恶创头疡兼，生于山谷名蛇衔。

原 文

恒山，味苦寒。主伤寒，寒热，热发温疟，鬼毒，胸中痰结，吐逆。一名互草。生川谷。

诗青译文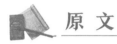

恒山性味苦和寒，主治寒热与伤寒，热发温疟又鬼毒，吐逆时有胸结痰，一名互草生谷川。

原 文

蜀漆，味辛平。主疟，及咳逆寒热，腹中癥坚，痞结，结聚，邪气，蛊毒，鬼注。生川谷。

173

诗青译文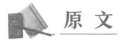

蜀漆性味辛和平，咳逆寒热疟可主，腹中癥坚与痞结，结聚邪气蛊鬼注，生于川谷要记住。

原 文

甘遂，味苦寒。主大腹疝瘕，腹满，面目浮肿，留饮宿食，破癥坚积聚，利水谷道。一名主田。生川谷。

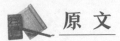

甘遂性味苦和寒，大腹疝瘕腹满主，留饮宿食面目肿，癥坚积聚能破除，可利人体水谷道，一名主田生川谷。

 原 文

白蔹，味苦平。主痈肿，疽疮，散结气，止痛除热，目中赤，小儿惊痫，温疟，女子阴中肿痛。一名兔核，一名白草。生山谷。

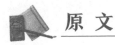

白蔹性味苦和平，痈肿疽疮结气散，止痛除热目中赤，温疟小儿有惊痫，女子阴中时肿痛，兔核白草山谷间。

原 文

青葙子，味苦微寒。主邪气，皮肤中热，风瘙身痒，杀三虫。子名草决明，疗唇口青。一名青蒿，一名萋蒿。生平谷。

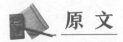

味苦微寒青葙子，皮肤中热邪气清，风瘙身痒三虫杀，其子名为草决明，常来治疗青唇口，青蒿萋蒿平谷生。

原 文

蘿菌，味咸平。主心痛，温中，去长虫，白瘢，蛲虫，蛇螫毒，癥瘕，诸虫。一名蘿芦。生池泽。

诗青译文

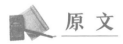

蘿菌性味咸与平，温中心痛皆可主，白疯蛲虫去长虫，癥瘕诸虫蛇螫毒，生于池泽名蘿芦。

原 文

白及，味苦平。主痈肿，恶创，败疽，伤阴，死肌，胃中邪气，贼风鬼击，痱缓不收。一名甘根，一名连及草。生川谷。

诗青译文

白及性味苦和平，痈肿恶疮败疽行，伤阴死肌胃邪气，痱缓不收鬼贼风，一名甘根连及草，白及常在川谷生。

原 文

大戟，味苦寒。主蛊毒，十二水肿满急痛，积聚，中风，皮肤疼痛，吐逆。一名邛钜。

诗青译文

大戟性味苦与寒，十二水肿满急痛，蛊毒中风与积聚，吐逆皮肤见疼痛，一名邛钜要记清。

原 文

泽漆，味苦微寒。主皮肤热，大腹水气，四肢面目浮肿，丈夫阴气不足。生川泽。

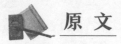

泽漆性味苦微寒，大腹水气热皮肤，四肢面目见浮肿，丈夫阴气有不足，生于川泽要记住。

 原 文

茵芋，味苦温。主五脏邪气，心腹寒热，羸瘦，如疟状发作有时，诸关节风湿痹痛。生川谷。

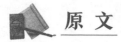

茵芋性味苦与温，五脏邪气它来主，心腹寒热人羸瘦，疟状发作有时如，关节风湿诸痹痛，茵芋常生在川谷。

原 文

贯众，味苦微寒。主腹中邪热气，诸毒，杀三虫。一名贯节，一名贯渠，一名百头，一名虎卷，一名扁符。生山谷。

176

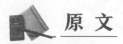

味苦微寒是贯众，主治热气在腹中，能杀三虫诸毒去，贯节贯渠百头名，虎卷扁符山谷生。

原 文

莞花，味苦平寒。主伤寒温疟，下十二水，破积聚，大坚，癥瘕，荡涤肠胃中留癖饮食，寒热邪气，利水道。生川谷。

诗青译文

芫花性味苦平寒，伤寒温疟用时佳，十二水下破积聚，大坚亦可治癥瘕，荡涤肠胃留饮食，寒热邪气利水道，生于川谷要知晓。

原 文

牙子，味苦寒。主邪气热气，疥瘙，恶疡创，痔，去白虫。一名狼牙。生川谷。

诗青译文

牙子性味苦与寒，邪气热气主疥瘙，恶疡创痔白虫去，狼牙川谷要记牢。

原 文

羊踯躅，味辛温。主贼风在皮肤中淫淫痛，温疟，恶毒，诸痹。生川谷。

诗青译文

性味辛温羊踯躅，贼风在肤淫淫痛，温疟恶毒与诸痹，此物常在川谷生。

原 文

商陆，味辛平。主水胀，疝瘕，痹，熨除痈肿。杀鬼精物。一名葛根，一名夜呼。生川谷。

诗青译文

商陆性味辛和平，疝瘕有痹水胀主，杀鬼精物痈肿熨，一名葛根又夜呼，生于川谷要记住。

 原 文

羊蹄，味苦寒。主头秃疥瘙，除热，女子阴蚀。一名东方宿，一名连虫陆，一名鬼目。生川泽。

诗青译文

羊蹄性味苦和寒，头秃疥瘙把热除，女子阴蚀亦可治，东方宿名连虫陆，生于川泽又鬼目。

 原 文

萹蓄，味辛平。主浸淫，疥瘙疽痔，杀三虫。生山谷。

诗青译文

萹蓄性味辛与平，疥瘙疽痔主浸淫，可杀三虫山谷身。

 原 文

狼毒，味辛平。主咳逆上气，破积聚饮食，寒热水气，恶创，鼠瘘，疽蚀，鬼精，蛊毒，杀飞鸟走兽。一名续毒。生山谷。

诗青译文

狼毒性味辛和平，主治咳逆上气行，积聚饮食亦可破，寒热水气又建功，恶创鼠瘘与疽蚀，还有蛊毒和鬼精，飞鸟走兽皆能杀，生于山谷续毒名。

原　文

白头翁，味苦温。主温疟，狂易，寒热，癥瘕积聚，瘿气，逐血，止痛，疗金疮。一名野丈人，一名胡王使者。生山谷。

诗青译文

性味苦温白头翁，温疟寒热主易狂，癥瘕积聚兼瘿气，逐血止痛疗金疮，胡王使者野丈人，生于山谷记心上。

原　文

鬼臼，味辛温。主杀蛊毒，鬼注，精物，辟恶气不祥，逐邪，解百毒。一名爵犀，一名马目毒公，一名九臼。生山谷。

诗青译文

鬼臼性味辛和温，蛊毒鬼注杀精物，能辟恶气有不祥，亦可逐邪解百毒。马目毒公名爵犀，又名九臼生山谷。

原　文

羊桃，味苦寒。主熛热，身暴赤色，风水积聚，恶疡，除小儿热。一名鬼桃，一名羊肠。生川谷。

诗青译文

羊桃性味苦和寒，熛热身暴有赤色，恶疡风水积聚去，又可祛除小儿热，鬼桃羊肠两为名，生于川谷要记得。

原文

女青，味辛平。主蛊毒，逐邪恶气，杀鬼，温疟，辟不祥。一名雀瓢。

诗青译文

女青性味辛和平，逐邪恶气主蛊毒，杀鬼温疟不祥辟，一名雀瓢要记住。

 原文

连翘，味苦平。主寒热，鼠瘘，瘰疬，痈肿，恶创，瘿瘤，结热，蛊毒。一名异翘，一名兰华，一名轵，一名三廉。生山谷。

诗青译文

180

连翘性味苦和平，寒热鼠瘘主治行，瘰疬痈肿亦可治，还有恶创与瘤瘿，结热蛊毒称异翘，兰华与轵三廉名，连翘常在山谷生。

 原文

兰茹，味辛寒。主蚀恶肉，败创，死肌，杀疥虫，排脓恶血，除大风热气，善忘不乐。生川谷。

诗青译文

兰茹性味辛与寒，蚀肉败创死肌主，排脓恶血杀虫疥，大风热气尤擅除，善忘不乐生川谷。

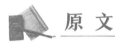

原 文

乌韭，味甘寒。主皮肤往来寒热，利小肠膀胱气。生山谷石上。

诗青译文

乌韭性味甘和寒，皮肤往来寒热间，能利小肠膀胱气，山谷石上看云闲。

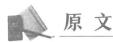

原 文

鹿藿，味苦平。主蛊毒，女子腰腹痛，不乐，肠痈，瘰疬，疡气。生山谷。

诗青译文

鹿藿性味苦和平，主治蛊毒此物行，女子腰腹痛不乐，瘰疬疡气与肠痈，鹿藿常在山谷生。

原 文

蚤休，味苦微寒。主惊痫，摇头弄舌，热气在腹中，癫疾，痈创，阴蚀，下三虫，去蛇毒。一名蚩休。生川谷。

诗青译文

蚤休性味苦微寒，摇头弄舌惊痫中，热气在腹和癫疾，痈创阴蚀下三虫，又去蛇毒名蚩休，终身只在川谷生。

原 文

石长生，味咸微寒。主寒热，恶创，火热，辟鬼气不祥。一名丹草。

181

生山谷。

诗青译文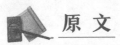

味咸微寒石长生，寒热恶创火热行，鬼气不祥它能辟，生于山谷丹草名。

原 文

陆英，味苦寒。主骨间诸痹，四肢拘挛疼酸，膝寒痛，阴痿，短气不足，脚肿。生川谷。

诗青译文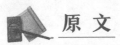

陆英性味苦和寒，主治诸痹在骨间，四肢拘挛又酸疼，膝部寒痛阴痿难，短气不足与脚肿，陆英出生在谷川。

原 文

荩草，味苦平。主久咳上气喘逆，久寒，惊悸，痂疥，白秃疡气，杀皮肤小虫。生川谷。

诗青译文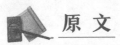

荩草性味苦与平，久咳上气主喘逆，久寒惊悸与痂疥，又治白秃和疡气，皮肤小虫杀亦可，一生只在川谷里。

原 文

牛扁，味苦微寒。主身皮创，热气，可作浴汤，杀牛虱小虫，又疗牛病。生川谷。

诗青译文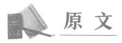

牛扁性味苦微寒，主治身皮创热气，能杀牛虱与小虫，又疗牛病可汤浴，生于川谷要熟悉。

原 文

夏枯草，味苦辛。主寒热瘰疬，鼠瘘，头创，破癥，散瘿，结气，脚肿湿痹。轻身。一名夕句，一名乃东。生川谷。

诗青译文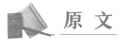

性味苦辛夏枯草，寒热瘰疬来主治，鼠瘘头创癥可破，亦有散瘿和结气，脚肿湿痹能轻身，夕句乃东川谷里。

原 文

芫花，味辛温。主咳逆上气，喉鸣喘咽肿，短气，蛊毒，鬼疟，疝瘕，痈肿，杀虫鱼。一名去水。生川谷。

诗青译文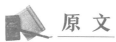

芫花性味辛与温，咳逆上气它来主，咽肿气短喉鸣喘，蛊毒鬼疟亦可除，疝瘕痈肿虫鱼杀，一名去水生川谷。

原 文

巴豆，味辛温。主伤寒，温疟，寒热，破癥瘕结聚，坚积，留饮，淡癖，大腹水胀，荡涤五脏六腑，开通闭塞，利水谷道，去恶肉，除鬼毒蛊注邪物。杀虫鱼。一名巴椒。生川谷。

诗青译文

巴豆味辛温有毒，伤寒温疟寒热主，癥瘕结聚坚积破，留饮淡癖胀大腹，五脏六腑能涤荡，闭塞开通利水谷，又杀虫鱼去恶肉，鬼毒蛊注邪物除，一名巴椒生川谷。

原 文

蜀椒，味辛温。主邪气咳逆，温中，逐骨节皮肤死肌，寒湿痹痛，下气。久服之头不白，轻身增年。生川谷。

诗青译文

蜀椒性味是辛温，邪气咳逆主温中，皮肤死肌骨节逐，寒湿痹痛下气行，头发不白服若久，轻身增年川谷生。

原 文

皂荚，味辛咸温。主风痹，死肌，邪气，风头，泪出。利九窍，杀精物。生川谷。

诗青译文

皂荚性味辛咸温，风痹死肌邪气主，风头泪出利九窍，又杀精物生川谷。

原 文

柳花，味苦寒。主风水，黄疸，面热黑。一名柳絮。叶，主马疥痂创。实，主治溃痈，逐脓血。子汁疗渴。生川泽。

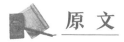

诗青译文

柳花性味苦与寒，主治风水与黄疸，面热黑时亦可治，一名柳絮记心间。叶医马疥和痂疮，实主溃痈脓血完，子汁疗渴生泽川。

原　文

楝实，味苦寒。主温疾伤寒，大热烦狂，杀三虫，疥疡，利小便水道。生山谷。

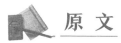

诗青译文

楝实性味苦与寒，主治温疾和伤寒，大热烦狂三虫杀，疥疡水畅利小便。生于山谷记心田

原　文

郁李仁，味酸平。主大腹水肿，面目四肢浮肿，利小便水道。根，主齿龈肿、龋齿，坚齿。一名爵李。生川谷。

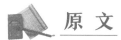

诗青译文

性味酸平郁李仁，大腹水肿它作主，面目四肢皆浮肿，通利水道小便出，根主龋齿齿龈痛，坚齿爵李生川谷。

原　文

莽草，味辛温。主风头，痈肿，乳痈，疝瘕，除结气疥瘙。杀虫鱼。生山谷。

莽草性味是辛温，痈肿乳痈主风头，亦治疝瘕除结气，还有疥瘙虫鱼忧，生于山谷有缘由。

原 文

雷丸，味苦寒。主杀三虫，逐毒气，胃中热，利丈夫，不利女子。作摩膏，除小儿百病。生山谷。

诗青译文

雷丸性味苦与寒，主杀三虫逐毒气，可利丈夫胃中热，不利女子要知悉，摩膏能除儿百病，终身生在山谷里。

原 文

桐叶，味苦寒。主恶蚀创著阴。皮，主五痔，杀三虫。花，主传猪创，饲猪肥大三倍。生山谷。

诗青译文

桐叶性味苦与寒，恶蚀创著阴承担，皮主五痔杀三虫，花传猪创记心间，饲猪肥大为三倍，生于山谷美名传。

原 文

梓白皮，味苦寒。主热，去三虫。叶，捣敷猪疮，饲猪肥大三倍。生山谷。

诗青译文

性味苦寒梓白皮，能去三虫热主治，捣敷猪疮用为叶，饲猪肥大为三倍，生于山谷君须知。

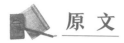

原 文

石南，味辛苦。主养肾气，内伤，阴衰，利筋骨皮毛。实，杀蛊毒，破积聚，逐风痹。一名鬼目。生山谷。

诗青译文

石南性味辛与苦，内伤阴衰肾气养，筋骨皮毛皆可利，欲杀蛊毒实为强，亦破积聚逐风痹，鬼目山谷记心上。

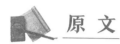

原 文

黄环，味苦平。主蛊毒、鬼注、鬼魅，邪气在脏中，除咳逆寒热。一名凌泉，一名大就。生山谷。

诗青译文

黄环性味苦与平，蛊毒鬼注鬼魅主，邪气在脏它可治，咳逆寒热亦能除，凌泉大就生山谷。

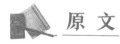

原 文

溲疏，味辛寒。主身皮肤中热，除邪气，止遗溺，可作浴汤。生川谷及田野、故丘虚地。

诗青译文

溲疏性味是辛寒，主治皮肤热身中，能除邪气止遗溺，可作浴汤川谷生。田野故丘虚地行

原 文

鼠李，主寒热瘰疬创。生田野。

 诗青译文

能主寒热瘰疬创，鼠李生于田野上。

  原 文

药实根，味辛温。主邪气，诸痹疼酸，续绝伤，补骨髓。一名连木。
生山谷。

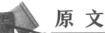 **诗青译文**

性味辛温药实根，诸痹疼酸邪气主，能续绝伤补骨髓，一名连木生
山谷。

 原 文

栾华，味苦寒。主目痛、泪出、伤眦，消目肿。生川谷。

诗青译文

栾华性味苦与寒，目痛泪出伤眦兼，能消目肿生谷川。

原 文

蔓椒，味苦。主风寒湿痹，历节疼，除四肢厥气，膝痛。一名豕椒。
生川谷及丘冢间。

诗青译文

蔓椒味苦要知情，风寒湿痹历节疼，四肢厥气膝痛除，又名豕椒川谷生，丘冢之间亦常行。

原 文

豚卵，味苦温。主惊痫，癫疾，鬼注，蛊毒，除寒热，贲豚，五癃，邪气，挛缩。一名豚颠、悬蹄，主五痔，伏热在肠，肠痈，内蚀。

诗青译文

豚卵性味温与苦，惊痫癫疾主鬼注，蛊毒贲豚除寒热，五癃邪气和挛缩，又名豚颠兼悬蹄，能治五痔肠伏热，肠痈内蚀要记得。

原 文

麋脂，味辛温。主痈肿、恶创、死肌、风寒湿痹、四肢拘缓不收、风头肿气，通腠理。一名官脂。生山谷。

诗青译文

麋脂性味辛和温，痈肿恶创主死肌，风寒湿痹治亦可，四肢拘缓不收时，风头肿气腠理通，生于山谷名官脂。

原 文

鼺鼠，主堕胎，令人产易。生平谷。

诗青译文

鼺鼠能主人堕胎，生产容易平谷来。

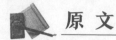 **原 文**

六畜毛蹄甲，味咸平。主鬼注，蛊毒，寒热，惊痫，癫痓，狂走。骆驼毛尤良。

诗青译文

六畜毛蹄甲咸平，鬼注蛊毒为特长，寒热惊痫与癫痓，狂走骆驼毛尤良。

 原 文

蝦蟆，味辛寒。主邪气，破癥坚血，痈肿，阴创。服之不患热病。生池泽。

诗青译文

蝦蟆性味辛与寒，主邪癥破血亦坚，又治阴创有痈肿，服之热病不易患，生于池泽记心间。

 原 文

马刀，味辛微寒。主漏下赤白，寒热，破石淋，杀禽兽贼鼠。生池泽。

诗青译文

马刀性味辛微寒，漏下赤白寒热主，生于池泽石淋破，能杀禽兽与贼鼠。生于池泽要记住。

原 文

蛇蜕，味咸平。主小儿百二十种惊痫，瘕疭，癫疾，寒热，肠痔，虫毒，蛇痫。火熬之良。一名龙子衣，一名蛇符，一名龙子单衣，一名弓皮。生川谷及田野。

诗青译文

蛇蜕性味是咸平，小儿惊痫百二种，瘕疭癫疾和寒热，肠痔蛇痫祛毒虫，火熬为良龙子衣，龙子单衣蛇符名，又名弓皮川野生。

 ## 原 文

蚯蚓，味咸寒。主蛇瘕，去三虫，伏尸，鬼注，蛊毒，杀长虫，仍自化作水。生平土。

诗青译文

蚯蚓性味咸与寒，可主蛇瘕去三虫，伏尸鬼注与蛊毒，自化作水杀长虫，蚯蚓只在平土生。

原 文

蠮螉，味辛平。主久聋，咳逆，毒气，出刺出汗。生川谷。

诗青译文

蠮螉性味辛与平，咳逆毒气主久聋，出刺出汗川谷生。

原 文

　　蜈蚣，味辛温。主鬼注蛊毒、啖诸蛇虫鱼毒，杀鬼物老精、温虐，去三虫。生川谷。

诗青译文

　　蜈蚣性味辛与温，主治鬼注蛊毒行，蛇虫鱼毒皆可啖，又杀鬼物和老精，温虐亦使三虫去，一生只在川谷中。

 原 文

　　水蛭，味咸平。主逐恶血，瘀血，月闭，破血瘕积聚，无子，利水道。生池泽。

诗青译文

　　水蛭性味是咸平，恶瘀血逐兼月闭，血瘕积聚亦可破，可利水道治无子，生于池泽要熟悉。

 原 文

　　班苗，味辛寒。主寒热，鬼注，蛊毒，鼠瘘，恶创，疽蚀，死肌，破石癃。一名龙尾。生川谷。

诗青译文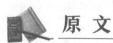

　　班苗性味辛与寒，鬼注蛊毒寒热主，鼠瘘恶创和疽蚀，死肌又破石癃出，一名龙尾生川谷。

原　文

贝子，味咸平。主目翳，鬼注，蛊毒，腹痛，下血，五癃，利水道。烧用之良。生池泽。

诗青译文

贝子性味是咸平，目翳鬼注与蛊毒，腹痛五癃和下血，通利水道水流出，烧用为良池泽住。

 原　文

石蚕，味咸寒。主五癃，破五淋，堕胎。内解结气，利水道，除热。一名沙虱。生池泽。

诗青译文

石蚕性味咸与寒，五癃五淋破堕胎，内解结气利水道，除热沙虱池泽来。

 原　文

雀瓮，味甘平。主小儿惊痫，寒热，结气，蛊毒，鬼注。一名躁舍。

诗青译文

雀瓮性味甘和平，小儿惊痫主治行，寒热结气蛊毒去，鬼注又有躁舍名。

 原　文

蜣螂，味咸寒。主小儿惊痫，瘈疭，腹张，寒热，大人癫疾狂易。一名蛞蝼。火熬之良。生池泽。

诗青译文

蝼蛄性味咸与寒，小儿惊痫主瘈疭，亦有腹张和寒热，大人癫疾狂易中，火熬为良名蛞蝼，一生只在池泽行。

原 文

蝼蛄，味咸寒。主产难，出肉中刺，溃痈肿，下哽噎，解毒，除恶创。一名蟪蛄，一名天蝼，一名螜。夜出者良。生平泽。

诗青译文

蝼蛄性味咸与寒，出肉中刺生产难，有溃痈肿下哽噎，解毒恶创任在肩，又名蟪蛄天蝼螜，夜出者良平泽间。

原 文

马陆，味辛温。主腹中大坚癥，破积聚，息肉，恶创，白秃。一名百足。生川谷。

诗青译文

马陆性味辛和温，主治腹中大坚癥，息肉恶创积聚破，白秃百足川谷生。

原 文

地胆，味辛寒。主鬼注，寒热，鼠瘘，恶创，死肌，破癥瘕，堕胎。一名蚖青。生川谷。

诗青译文

地胆性味是辛寒，主治鬼注有寒热，鼠瘘恶创和死肌，亦有堕胎癥瘕破，蚖青川谷要记得。

原 文

鼠妇，味酸温。主气癃，不得小便，女人月闭，血癥，痫痓，寒热，利水道。一名负蟠，一名蚜威。生平谷。

诗青译文

鼠妇性味酸与温，不得小便主气癃，女人月闭和血癥，痫痓寒热利水道，负蟠蚜威平谷生。

原 文

荧火，味辛微温。主明目，小儿火创伤，热气，蛊毒，鬼注，通神。一名夜光。生池泽。

195

诗青译文

荧火性味辛微温，明目小儿火创伤，热气蛊毒又鬼注，通神池泽名夜光。

原 文

衣鱼，味咸温，无毒。主妇人疝瘕，小便不利，小儿中风，项强背起，摩之。一名白鱼。生平泽。

诗青译文

衣鱼咸温且无毒，妇人疝瘕来作主，小便不利亦可治，小儿中风效果殊，项强背起来按摩，一名白鱼生平泽。

 原 文

桃核仁，味苦平。主瘀血，血闭，瘕邪，杀小虫。桃花，杀注恶鬼。令人好颜色。桃凫，微温，杀百鬼精物。桃毛，主下血瘕寒热，积寒无子。桃蠹，杀鬼邪恶不祥。生山谷。

诗青译文

性味苦平桃核仁，瘀血血闭主治行，可杀小虫瘕邪气，桃花杀注恶鬼能，又令人有好颜色，桃凫微温要记清，百鬼精物它能杀，桃毛主下有血瘕，寒热积聚人无子，鬼恶不祥桃蠹杀，生于山谷是为家。

 原 文

杏核仁，味甘温。主咳逆上气，雷鸣，喉痹下气，产乳，金创，寒心，贲豚。生川谷。

诗青译文

性味甘温杏核仁，咳逆上气雷鸣音，喉痹下气与产乳，金创寒心与贲豚，生于川谷记在心。

 原 文

腐婢，味辛平。主痎疟，寒热，邪气，泄利，阴不起，病酒，头痛。生汉中。

诗青译文

腐婢性味辛和平，痎疟寒热邪气主，泄利病酒阴不起，亦治头痛汉中出。

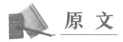 **原 文**

苦瓠，味苦寒。主大水，面目四肢浮肿，下水。令人吐。生川泽。

诗青译文

苦瓠性味苦与寒，主治大水记心间，面目四肢皆浮肿，下水人吐生泽川。

 原 文

水靳，味甘平。主女子赤沃，止血，养精，保血脉，益气，令人健，嗜食。一名水英。生池泽。

诗青译文

水靳性味是甘平，女子赤沃止血行，养精益气保血脉，人健嗜食亦建功，一名水英池泽生。

 原 文

彼子，味甘温。主腹中邪气，去三虫，蛇螫，蛊毒，鬼注，伏尸。生山谷。

诗青译文

彼子性味甘与温，腹中邪气来作主，蛇螫蛊毒三虫去，亦有伏尸与鬼注，生于山谷要记住。